Mindfulness para o dia a dia

Jan Chozen Bays

Mindfulness para o dia a dia

53 práticas para acalmar a mente
e viver o agora

Tradução de
Marta Mello

Editora
ALAÚDE

Copyright © 2011 Jan Chozen Bays

Copyright desta edição © 2021 Alaúde Editorial Ltda.

Título original: *How to train a wild elephant and other adventures in mindfulness*

Publicado anteriormente em português como *Como domar um elefante – 53 maneiras de acalmar a mente e aproveitar a vida.*

Publicado mediante acordo com Shambhala Publications Inc., 4720 Walnut Street, Boulder, CO 80301, U.S.A.

Todos os direitos reservados. Nenhuma parte desta edição pode ser utilizada ou reproduzida – em qualquer meio ou forma, seja mecânico ou eletrônico –, nem apropriada ou estocada em sistema de banco de dados sem a expressa autorização da editora.

O texto deste livro foi fixado conforme o acordo ortográfico vigente no Brasil desde 1º de janeiro de 2009.

PREPARAÇÃO:
Fátima Couto

REVISÃO:
Augusto Iriarte, Célia Regina Rodrigues de Lima

CAPA:
Amanda Cestaro

1ª edição, 2013 (1 reimpressão) / 2ª edição, 2021

Dados Internacionais de Catalogação na Publicação (CIP)
(Câmara Brasileira do Livro, SP, Brasil)

Bays, Jan Chozen

Mindfulness para o dia a dia : 53 práticas para acalmar a mente e viver o agora / Jan Chozen Bays ; tradução Marta Mello. -- 2. ed. -- São Paulo : Alaúde Editorial, 2021.

Título original: How to train a wild elephant and other adventures in mindfulness
ISBN 978-65-86049-18-3

1. Autoajuda 2. Mindfulness 3. Mindfulness (Psicologia) 4. Pensamentos positivos 5. Psicologia I. Título.

20-51374 CDD-158

Índices para catálogo sistemático:
1. Mindfulness : Pensamentos : Psicologia aplicada 158
Aline Graziele Benitez - Bibliotecária - CRB-1/3129

2021
Alaúde Editorial Ltda.
Avenida Paulista, 1337, conjunto 11
São Paulo, SP, 01311-200
Tel.: (11) 3146-9700
www.alaude.com.br
blog.alaude.com.br

Sumário

Introdução — 9

1. Use a sua mão não dominante — 27
2. Não deixe vestígios — 30
3. Cacoetes de linguagem — 33
4. Aprecie suas mãos — 37
5. Ao comer, apenas coma — 40
6. Elogios verdadeiros — 44
7. Atenção plena da postura — 48
8. Gratidão ao final do dia — 52
9. Escute os sons — 55
10. Quando toca o telefone — 58
11. Toque amoroso — 62
12. Esperando — 66
13. Jejum de mídias — 70
14. Olhar amoroso — 74
15. Boa ação em segredo — 78
16. Só três respirações — 81
17. Cruzar portas — 85
18. Repare nas árvores — 88
19. Descanse as mãos — 92
20. Diga "sim" — 96

21. Procure a cor azul	100
22. A sola dos pés	104
23. Espaço vazio	107
24. Uma garfada de cada vez	110
25. Desejos infinitos	113
26. Estude o sofrimento	116
27. Andar de um jeito divertido	120
28. Água	123
29. Olhe para cima!	127
30. Definir e defender	130
31. Repare nos cheiros	134
32. Esta pessoa pode morrer hoje	139
33. Quente e frio	142
34. A Grande Terra sob os pés	146
35. Observe a aversão	150
36. Tem coisa passando despercebida?	153
37. O vento	157
38. Escute como uma esponja	161
39. Apreciar	164
40. Sinais de envelhecimento	167
41. Chegue na hora	171
42. Adiar, enrolar, deixar para depois	175
43. A língua	179
44. Impaciência	182
45. Ansiedade	186
46. Dirigir com atenção consciente	190
47. Reflita profundamente sobre a comida	194
48. A luz	198
49. O estômago	202
50. Fique consciente do seu centro	206
51. Bondade amorosa para com o corpo	211
52. Sorria	215
53. Deixe melhor do que encontrou	219

Começando a praticar a meditação sentada	223
Sugestões de leitura	227
Agradecimentos	229
Sobre a autora	231

Introdução

Costumo ouvir de muita gente: "Adoraria praticar atenção plena, mas estou sempre tão ocupado, que não consigo achar tempo".

A maioria das pessoas acha que praticar "atenção plena" — conhecida em inglês como *mindfulness* — envolve ter que abrir espaço numa agenda já cheia, de trabalho, filhos, casa. Mas, na realidade, a atenção plena é algo que vai se tornando parte da vida aos poucos, como um jogo de liga-pontos ou como aquelas figuras de colorir por números, lembra? A figura era dividida em pequenas áreas numeradas, e cada número devia ser pintado de uma cor diferente. À medida que você preenchia os amarelos, depois os verdes, os azuis, uma figura graciosa começava a surgir.

Praticar atenção plena é parecido. Você começa "colorindo" uma pequena área da sua vida, digamos, o jeito de atender ao telefone. Quando o telefone toca, antes de atender você faz uma pausa e respira três vezes, lentamente. Faça isso por mais ou menos uma semana, até se tornar um hábito. Em seguida, acrescente outro exercício de atenção plena, por exemplo, comer de forma atenta. Quando esse jeito de estar presente na hora das refeições estiver integrado à sua vida, inclua mais uma prática. Aos poucos, você se dá conta de que fica presente e consciente em cada vez mais momentos do seu dia. E é assim que a experiência gratificante da vida desperta começa a surgir.

Os exercícios deste livro são destinados a diversas áreas da vida, que você pode começar a colorir com as cores aconchegantes da atenção plena sincera. Sou professora de meditação e moro num mosteiro zen no Oregon, Estados Unidos. Sou também pediatra, esposa, mãe e avó, então sei bem como o dia a dia pode ser estressante e cheio de desafios. Desenvolvi muitos desses exercícios para mim mesma, para ficar mais consciente, mais feliz, mais relaxada com o fluir da vida agitada. Ofereço essa série a todos aqueles que querem estar presentes de forma mais plena e desejam apreciar os pequenos momentos da vida. Não é preciso passar um mês num retiro de meditação nem se mudar para um mosteiro para resgatar a paz e o equilíbrio. Eles já existem dentro de você. Aos poucos, a prática diária da atenção plena vai ajudá-lo a encontrar satisfação e realização na sua vida aqui e agora.

O QUE É ATENÇÃO PLENA E QUAL A SUA IMPORTÂNCIA?

Nos últimos anos, o interesse pela atenção plena cresceu muito entre pesquisadores, psicólogos, médicos, educadores e o público em geral. Existe hoje um número significativo de pesquisas científicas que mostra os benefícios da atenção plena para a saúde física e mental. Mas o que exatamente significa "atenção plena"? A definição que eu gosto de usar é:

> Praticar atenção plena é focar atenção total no que está acontecendo fora e dentro de você — no seu corpo, no seu coração, na sua mente. É estar consciente de si e do entorno sem criticar nem julgar.

Às vezes estamos conscientemente atentos, às vezes não. Um bom exemplo é observar as mãos no volante ao dirigir. Como é difícil conduzir o carro em linha reta quando se está aprendendo a guiar, não? A gente fica girando o volante de um lado para o outro, se corrigindo o tempo todo, para conseguir fazer o carro se deslocar para a frente. Ali, estamos plenamente despertos, totalmente focados na mecânica do dirigir. Depois de certo tempo, as mãos aprendem a segurar a direção da forma apropriada, fazendo ajustes sutis e automáticos. Passamos a conduzir o carro em linha reta sem problemas e sem conscientemente prestar atenção nas mãos. Conseguimos dirigir e conversar, comer, ouvir rádio, tudo ao mesmo tempo.

Esse fato remete a uma experiência muito familiar a quem tem carro — dirigir no piloto automático. Já se deu conta disso? Você abre a porta do carro, põe a chave no contato, sai cuidadosamente da garagem e... estaciona o carro na garagem do trabalho. Espera aí! O que aconteceu nesses vinte quilômetros, ou quarenta minutos, entre a casa e o trabalho? O semáforo estava verde ou vermelho? Enquanto o corpo conduzia o carro habilmente pelo fluxo do trânsito e dos faróis, a mente viajou de férias para algum reino agradável e sem estresse e acordou de repente quando você chegou ao seu destino.

Isso é ruim? Não é algo do qual se envergonhar ou se sentir culpado. Se há anos você vai para o trabalho dirigindo no piloto automático e nunca teve nenhum acidente, é prova de que tem muita habilidade! Por outro lado, é triste, porque, se o seu corpo passa muito tempo fazendo uma coisa enquanto a sua mente está de férias em outro lugar, significa que durante boa parte da vida você não está realmente presente. Quando não estamos presentes, ficamos vaga mas persistentemente insatisfeitos. Essa sensação de insatisfação, de que existe um abismo entre nós e todas as outras pessoas e coisas, é o problema principal da vida. É o que leva àqueles momentos em que somos fisgados por um sentimento de profunda dúvida e solidão.

Buda chamou isso de Primeira Verdade: o fato de que toda pessoa vai, em algum momento, experimentar esse tipo de angústia. Há muitos momentos felizes na vida, claro, mas, quando os amigos se afastam, quando estamos sozinhos ou cansados, quando nos sentimos frustrados ou tristes ou traídos, a insatisfação e a infelicidade novamente emergem.

Todos nós apelamos para remédios sem receita, para aliviar a dor da vida comum — comida, drogas, sexo, excesso de trabalho, álcool, filmes, compras, jogo. Todos esses remédios funcionam por algum tempo, mas a maioria tem efeitos colaterais, como ficar endividado, sofrer um desmaio, ir para a cadeia, perder uma pessoa querida — então, a longo prazo, eles só fazem aumentar a angústia.

O rótulo dos remédios sem receita diz: "Apenas para alívio temporário. Se os sintomas persistirem, procure um médico". Com o passar dos anos, encontrei um remédio confiável para aliviar a infelicidade e a inquietação recorrentes. Eu mesma o adotei e prescrevi para muitas outras pessoas, com excelentes resultados. Trata-se da prática regular da atenção plena.

Quando aprendemos a estar presentes nas coisas do jeito que elas são, muitas angústias desaparecem e muita alegria surge, pura e simples.

Todo mundo já experimentou momentos de consciência atenta. Todo mundo é capaz de se lembrar de pelo menos uma vez em que teve a sensação de estar completamente desperto, e tudo ficou claro e vívido. Isso é chamado de "momento de pico". Pode ocorrer quando temos uma experiência extraordinariamente bonita ou comovente, como o nascimento de um bebê ou a morte de uma pessoa amada. Também pode acontecer quando o carro dá uma derrapada. O tempo passa lentamente, enquanto vemos o acidente acontecer, ou não acontecer. Mas isso não é necessariamente dramático. Pode ser durante uma caminhada corriqueira, quando você dobra uma esquina e, de repente, por um instante, tudo parece iluminado.

O momento de pico é aquele em que estamos completamente conscientes. Não há divisão entre vida e consciência: elas passam a ser uma só. Nesses momentos, a separação entre nós e o mundo some, e o sofrimento desaparece. Nós nos sentimos plenos. Na verdade, estamos além da satisfação ou da insatisfação. Estamos presentes. Somos Presença. Conseguimos sentir o sabor tentador daquilo que os budistas chamam de "vida iluminada".

Esses momentos inevitavelmente se dissipam, e então retornamos à nossa realidade, apartados e irritados. Não dá para forçar os momentos de pico ou de iluminação a acontecerem. Mas as ferramentas da atenção plena podem ajudar a fechar as lacunas que causam infelicidade. A prática da atenção plena unifica corpo, coração e mente. Quando estamos unificados assim, a barreira entre o eu e "todo o resto" se torna cada vez mais tênue, até que, de repente, desaparece! Por algum tempo, em geral um breve momento, às vezes uma vida inteira, tudo é o todo, tudo é sagrado e pacífico.

OS BENEFÍCIOS DA ATENÇÃO PLENA

Praticar atenção plena traz muitos benefícios. Pesquisas sobre felicidade conduzidas por Brown e Ryan, da Universidade de Rochester, mostram que "as pessoas com nível alto de atenção plena são modelos de saúde mental vigorosa e positiva". É bom para todas as enfermidades do coração e da mente, e até do corpo. Mas não acredite nisso só porque estou dizendo que é assim. Experimente fazer os exercícios deste livro durante um ano e descubra como transformam a sua vida.

A seguir, apresento alguns benefícios da atenção plena que descobri com a prática:

1. Praticar atenção plena preserva a energia da mente

Nossa capacidade de desenvolver habilidades é uma coisa maravilhosa. Infelizmente, aprender uma habilidade traz também um automatismo que acaba permitindo realizar a tarefa em que somos hábeis sem ter consciência dela. É uma pena, porque quando não estamos conscientes deixamos de perceber grandes porções da nossa vida. Quando nos retiramos do presente, a mente tende a ir para um destes três lugares: o passado, o futuro ou o reino da fantasia. Tais lugares não existem fora da imaginação. O único lugar que existe é *aqui*, e o único momento em que estamos realmente vivos é *agora*.

A capacidade da mente humana de se lembrar do passado é um dom sem igual. Ajuda-nos a aprender com os nossos erros e a alterar o rumo da nossa vida quando ela não está saudável. Porém, quando a mente se volta para o passado, em geral passa a ruminar infinitamente os erros cometidos. "Se eu tivesse falado isso... ela teria dito aquilo..." Infelizmente, a mente parece achar que somos pouco inteligentes. Traz à tona os erros do passado repetidamente, culpando-nos e criticando-nos sem parar. Dificilmente assistiríamos 250 vezes ao mesmo filme triste, mas, de alguma forma, permitimos que a mente reproduza uma memória ruim, e todas as vezes experimentamos a mesma angústia e vergonha. Ninguém repreende 250 vezes uma criança porque ela cometeu um pequeno erro, mas, de alguma forma, deixamos que a mente continue trazendo de volta o passado e infligindo raiva e vergonha à nossa criança interior. A impressão que dá é que a mente faz isso porque tem medo de que eventualmente sejamos de novo vítimas de maus julgamentos, ignorância, desatenção. A mente não acredita que somos inteligentes — inteligentes o suficiente para aprender da primeira vez e não repetir o mesmo erro.

Ironicamente, uma mente ansiosa fica suscetível a criar justamente o que mais teme. A mente ansiosa não percebe que, quando nos puxa para devaneios ressentidos sobre o passado, não conseguimos estar no momento presente. E, quando não conseguimos estar no aqui e agora, tendemos a agir com pouca sabedoria e habilidade. Ficamos mais propensos a fazer exatamente aquilo que a mente tinha receio de que fizéssemos.

A capacidade da mente humana para planejar o futuro é outro dom incomparável. Fornece mapa e bússola para nos orientarmos. Diminui a probabilidade de pegarmos um caminho errado e perdermos tempo num longo desvio. Aumenta as chances de ficarmos satisfeitos com a nossa trajetória e as nossas realizações.

Infelizmente, em sua ansiedade, a mente procura planejar um número imenso de futuros possíveis, a maioria dos quais nunca vai acontecer. Esse salto constante para o futuro é um desperdício de energia mental e emocional. O melhor jeito de nos prepararmos para o porvir desconhecido é fazer um plano razoável e então focar no que está acontecendo aqui e agora. Assim, podemos receber o que flui em nossa direção com a mente clara e flexível e o coração aberto, prontos e capazes de modificar o nosso plano conforme a realidade do momento.

Outra coisa de que a mente gosta é viajar pelo reino da fantasia, onde cria um filme interior protagonizado por um eu novo e diferente, famoso, bonito, poderoso, talentoso, bem-sucedido, rico e amado. A capacidade de fantasiar é algo admirável, a base de toda a nossa criatividade. Isso nos permite imaginar novas invenções, criar arte e música, elaborar novas teorias científicas e fazer planos para tudo, de novos edifícios a novos capítulos da nossa vida. Infelizmente, isso pode virar um escape, uma fuga de tudo o que é desconfortável no momento presente, fuga da ansiedade por não saber o que vem pela frente, fuga do medo de que o momento seguinte (ou a hora ou o dia ou o ano) possa trazer dificuldades ou até mesmo a morte. Existe uma diferença entre fantasias e devaneios incessantes e criatividade dirigida. A criatividade surge quando a mente descansa em ponto morto, quando fica clara como uma tela em branco, propícia para o surgimento de novas ideias, equações, poemas, melodias, pinceladas de tinta.

Quando deixamos a mente descansar no presente, plena do que acontece aqui e agora, afastando-a de repetidas incursões infrutíferas pelos reinos do passado, do futuro ou da fantasia, estamos fazendo algo muito importante. Estamos preservando a energia da mente. Assim, ela permanece fresca e aberta, pronta para responder a tudo o que surgir diante dela.

Pode parecer trivial, mas não é. Normalmente, a mente não descansa. Fica ativa mesmo à noite, durante o sono, gerando sonhos que misturam ansiedades e acontecimentos da nossa vida. É sabido que o corpo precisa de descanso para funcionar bem, e é por isso que todas as noites deitamos e relaxamos por pelo menos algumas horas. Esquecemos, porém, que a mente também precisa de descanso. Mas acontece que ela só encontra descanso no momento presente, quando consegue repousar e relaxar ao fluxo dos acontecimentos.

Praticar atenção plena ajuda a parar de desperdiçar energia mental viajando ao passado e ao futuro; ajuda a sempre retornar ao aqui e agora, a fim de repousar no que está acontecendo no momento presente.

2. Praticar atenção plena exercita e fortalece a mente

Todos nós sabemos que o corpo humano pode ser treinado. Podemos ficar mais flexíveis (ginastas e acrobatas) ou graciosos (bailarinos), adquirir técnica (pianistas) e fortalecer os músculos (halterofilistas). Mas nem todo mundo sabe que há vários aspectos da mente que podem ser cultivados. Pouco antes de atingir a iluminação, Buda descreveu as qualidades da mente e do coração que desenvolveu ao longo de muitos anos. Ele observou que a sua mente tinha se tornado "concentrada, purificada, luminosa, imaculada, maleável, habilidosa, sem nenhuma imperfeição, imperturbável". Ao praticar a atenção plena, aprendemos a afastar a mente de suas preocupações habituais e a colocá-la no lugar que escolhermos, com o propósito de iluminar algum aspecto da nossa vida. Treinamos a mente para ser leve, poderosa e flexível, mas também para ter capacidade de se concentrar naquilo em que queremos que se concentre.

Buda falou sobre domar a mente. Disse que é como domar um elefante selvagem. Assim como um elefante selvagem pode causar estragos, pisotear plantações e ferir pessoas, a mente não domesticada, cheia de caprichos, pode causar danos a nós e a quem nos rodeia. A mente humana tem uma capacidade e um poder muito maiores do que imaginamos. A atenção plena é uma poderosa ferramenta para o treinamento da mente, pois permite acessar e usar o real potencial dela para o *insight*, a bondade e a criatividade.

Introdução

Buda assinalou que, quando se captura um elefante selvagem, depois de conduzi-lo para fora da floresta é preciso amarrá-lo a uma estaca. No caso da mente, a estaca é o foco da nossa atenção na prática da atenção plena — pode ser, por exemplo, a respiração, a boca cheia de comida, a postura. Ancoramos a mente, trazendo-a de volta, repetidamente, para uma única coisa. Isso a acalma e a livra de distrações.

O elefante selvagem tem muitos hábitos. Ele foge quando os seres humanos se aproximam. Ataca quando está com medo. Nossa mente é parecida. Quando pressente o perigo, foge do presente. Pode fugir para fantasias agradáveis ou pensamentos sobre futuras vinganças, ou simplesmente ficar inerte. Se a mente está amedrontada, pode atacar outras pessoas com uma explosão de raiva ou atacar o seu interior com uma autocrítica corrosiva mas silenciosa.

No tempo de Buda, os elefantes eram treinados para ir para as frentes de batalha e obedecer a comandos sem fugir do barulho e do caos da guerra. Da mesma forma, a mente treinada pela atenção plena pode se manter estável no cenário de mudanças rápidas da vida contemporânea. Quando a mente é domada, conseguimos permanecer calmos e estáveis perante as dificuldades inevitáveis que o mundo apresenta. Deixamos de fugir dos problemas e passamos a encará-los como meios de testar e fortalecer a nossa estabilidade física e mental.

A atenção plena ajuda a tomarmos consciência dos nossos padrões mentais de fuga, habituais e condicionados, e permite experimentarmos uma forma alternativa de estar no mundo. Trata-se de descansar a consciência nos reais acontecimentos do momento presente, nos sons ouvidos pelo ouvido, nas sensações sentidas pela pele, nas cores e formas recebidas pelos olhos. A atenção plena ajuda a estabilizar o coração e a mente, para que não fiquem se debatendo com as coisas inesperadas da vida. Quando praticamos a atenção plena com paciência e persistência, interessamo-nos por tudo o que acontece e ficamos curiosos em relação ao que podemos aprender, inclusive com as adversidades e até mesmo com a própria morte.

3. Praticar atenção plena é bom para o meio ambiente

Essa atividade mental que circula sem parar pelos reinos do passado, do futuro e da fantasia é, na sua maior parte, não só inútil, mas destrutiva. De que forma? É alimentada por um combustível ecologicamente prejudicial — a ansiedade.

Você pode estar se perguntando: "Mas o que a ansiedade tem a ver com ecologia?" Quando se menciona ecologia, costuma-se pensar nas relações físicas entre os seres vivos, por exemplo, entre bactérias, fungos, plantas e animais selvagens. Mas as relações ecológicas são baseadas na troca de energia, e a ansiedade é uma energia.

É importante estar ciente de que a ansiedade crônica de uma gestante pode afetar negativamente o feto através de mudanças no fluxo sanguíneo e nos nutrientes e hormônios que banham o bebê. Da mesma forma, quando estamos ansiosos, a multidão de "seres" vivos dentro de nós é afetada — o coração, o fígado, o intestino, os bilhões de bactérias do intestino, a pele. Os efeitos negativos do medo e da ansiedade não se limitam ao nosso corpo. A ansiedade afeta também todos os seres com quem entramos em contato. O medo é um estado de espírito altamente contagioso, que se espalha rapidamente por famílias, comunidades e países inteiros.

A atenção plena envolve descansar a mente num lugar sem ansiedade nem medo. Na verdade, encontramos o oposto nesse lugar. Descobrimos desenvoltura, coragem e uma felicidade tranquila.

Onde é esse "lugar"? Não é uma localidade geográfica. Nem uma localização no tempo. É o fluxo de tempo e espaço do momento presente. A ansiedade é alimentada por pensamentos do passado e do futuro. Quando deixamos de lado esses pensamentos, a ansiedade desaparece e nos sentimos bem. Como se faz para ficar sem pensar? Retirando temporariamente energia da "função pensar" e redirecionando-a para a "função consciência". Essa infusão intencional de consciência é a essência da atenção plena. A consciência relaxada, alerta, é o antídoto para a ansiedade e o medo — nosso e dos outros. É uma maneira ecologicamente salutar de viver a vida, pois muda a atmosfera para melhor.

4. Praticar atenção plena gera intimidade

Nossa fome essencial não é por alimento, mas por intimidade. Quando não existe intimidade nenhuma na nossa vida, nos sentimos isolados de outros seres, sozinhos, vulneráveis e sem amor no mundo.

Em geral, esperamos que as outras pessoas preencham as nossas necessidades de intimidade. No entanto, nem sempre os cônjuges e amigos estão disponíveis do jeito que precisamos. Mas, felizmente, existe ao nosso alcance uma experiência de intimidade profunda — basta dar meia-volta e avançar em direção à vida. Isso exige coragem. É preciso abrir intencionalmente os sentidos, tornando-se deliberadamente consciente do que está acontecendo dentro do corpo e do coração/mente, e também fora, no ambiente.

A atenção plena é uma ferramenta de conscientização extremamente simples. É uma prática que ajuda a acordar, a estar presente e a viver uma vida mais exuberante. Ajuda a preencher as lacunas do dia, a reverter as incontáveis vezes em que não estamos conscientes nem presentes na nossa vida. É também uma prática que ajuda a dissolver o escudo invisível que parece existir entre nós e as outras pessoas.

5. Praticar atenção plena faz cessar a luta interior e aplaca o medo

A atenção plena ajuda a ficarmos presentes nas experiências que não são agradáveis. Temos a tendência de tentar organizar o mundo e as outras pessoas de modo a ficar sempre confortáveis. Gastamos um monte de energia para ajustar a temperatura correta do ambiente, a iluminação correta, o perfume correto no ar, a comida correta, a correta maciez da cama e do assento das cadeiras, a cor correta nas paredes, o jardim correto e as pessoas ao nosso redor, filhos, marido, esposa, amigos, colegas de trabalho, e até mesmo animais de estimação — todos corretos.

Mas, por maior que seja o esforço, as coisas não ficam do jeito que queremos. Mais cedo ou mais tarde, o filho faz birra, o arroz queima, o aquecedor quebra, ficamos doentes. Se formos capazes de estar presentes e abertos, mesmo para acolher experiências e pessoas desconfortáveis e desagradáveis, elas perderão o poder de nos amedrontar e de nos fazer reagir ou fugir. Se conseguirmos isso repetidas vezes, conquistaremos um poder incrível, raro no mundo humano — ser feliz apesar de as condições mudarem o tempo todo.

6. Praticar atenção plena favorece a vida espiritual

As ferramentas de atenção plena servem para prestarmos atenção nas atividades comuns da vida. São particularmente úteis para quem deseja cultivar uma vida espiritual em meio às muitas distrações do mundo atual. O mestre zen Suzuki Roshi disse: "Zen não é um tipo de empolgação, é concentração na rotina habitual diária". Praticar atenção plena traz a consciência de volta para o corpo, para o aqui e o agora. É precisamente nesse ponto que podemos ser tocados pela presença eterna que chamamos de "O Divino". Quando estamos atentos, apreciamos cada momento da vida que nos foi dada. Praticar atenção plena é uma maneira de expressar gratidão por uma dádiva que jamais poderemos retribuir. A atenção plena pode se transformar numa oração constante de gratidão.

Os místicos cristãos falam em "vida de oração contínua". Mas o que significa isso? Como isso é possível se vivemos sugados pelo tráfego rápido da vida moderna, pegando atalhos o tempo todo, sem tempo de falar nem com a própria família, que dirá com Deus?

A verdadeira oração não é pedir, é ouvir. Ouvir profundamente. Quando ouvimos profundamente, percebemos que até o "som" dos nossos pensamentos atrapalha, chega a perturbar. Quando nos desprendemos dos pensamentos, entramos numa quietude e numa receptividade interior mais profunda. Se conseguimos manter esse silêncio aberto em nosso íntimo, *como sendo o nosso íntimo*, então não ficamos mais confusos, tentando classificar e escolher entre nossas inúmeras vozes interiores. Nossa atenção não fica mais presa no emaranhado emocional interior. Fica voltada para fora. Passamos a procurar o Divino em todas as aparências, a ouvir o Divino em todos os sons, a sentir o Divino em todos os toques. Quando as coisas surgem em nosso caminho, respondemos de acordo, e em seguida voltamos a descansar no silêncio interior. É uma vida vivida na fé, fé na Mente Única, uma vida de oração contínua.

Ao infundirmos atenção plena numa atividade da nossa rotina, depois em outra e mais outra, acordamos para o mistério de cada momento, desconhecido até então. À medida que as coisas surgem, temos prontidão para recebê-las e responder a elas. Ficamos receptivos ao que está sendo dado a nós, momento a momento, pela Grande Presença. São dádivas simples, como o calor que aquece as mãos quando seguramos uma xícara de chá, milhares de pequenos carinhos com o toque da roupa na pele, a música complexa das gotas de chuva, mais uma respiração. Quando conseguimos estar completamente atentos à verdade viva de cada momento, atravessamos o portal para uma vida de oração contínua.

EQUÍVOCOS SOBRE A ATENÇÃO PLENA

Embora a atenção plena seja muito elogiada, pode ser facilmente mal interpretada. Primeiro, pode-se achar, erroneamente, que a prática da atenção plena significa pensar muito sobre alguma coisa. Na atenção plena, usamos o poder de pensamento da mente apenas para iniciar a prática ("Hoje, procure ficar consciente da sua postura") e para nos lembrarmos de retornar à prática quando a mente inevitavelmente divaga no decorrer do dia ("Volte a ficar consciente da sua postura"). Mas, depois de seguir as instruções da mente e começar a usar o método, podemos abandonar os pensamentos. Quando a mente pensante se aquieta, muda para consciência aberta. Aí, ficamos ancorados no corpo, alertas e presentes.

O segundo engano é achar que praticar atenção plena significa fazer tudo *muito lentamente*. A velocidade com que fazemos as coisas não é a questão. É possível executar uma tarefa lentamente e ainda assim estar desatento. Na verdade, é quando nos movimentamos mais rápido que, muitas vezes, precisamos estar mais atentos, para evitar erros. É possível que, para usar algumas ferramentas de atenção plena deste livro, você precise diminuir o ritmo — por exemplo, quando estiver praticando a alimentação consciente. Em outros exercícios, você será solicitado a diminuir o ritmo por um breve período, a fim de unir corpo e mente, antes de voltar às suas atividades regulares — por exemplo, descansar a mente por três respirações. Há ainda tarefas que podem ser feitas em qualquer velocidade, como o exercício que envolve prestar atenção na planta dos pés, sentado, andando ou correndo.

Um terceiro equívoco comum é encarar a atenção plena como um programa de exercícios com limite de tempo, como uma meditação sentada de trinta minutos. A atenção plena é útil a ponto de se espalhar por todas as atividades da vida, levando a luz da consciência ampliada, a curiosidade e uma sensação de descoberta às ações diárias, como levantar de manhã, escovar os dentes, passar por uma porta, atender ao telefone, ouvir alguém falar.

COMO USAR ESTE LIVRO

Este livro oferece uma grande variedade de práticas para incorporar a atenção plena ao seu dia a dia. São chamadas de "exercícios de atenção plena". Também podem ser encaradas como "sementes" de atenção plena, sementes para plantar e cultivar a atenção total nos vários nichos e recantos da vida, sementes que crescem e frutificam a cada dia.

Cada exercício tem quatro seções. Primeiro, há uma descrição da tarefa e algumas ideias para se lembrar de praticá-la durante o dia e a semana. Em seguida, a seção "Descoberta" reúne observações, *insights* ou dificuldades que as pessoas tiveram com a tarefa, junto com descobertas relevantes da pesquisa científica. Na seção "Ensinamento", exploro temas e lições de vida mais abrangentes, ligados ao exercício. Cada exercício é como uma janela que permite vislumbrar como seria a vida desperta. Por último, a "Conclusão" resume o exercício ou oferece inspiração para você continuar a desvendá-lo.

Uma forma de usar este livro é começar cada semana lendo apenas a descrição do exercício e os recursos para se lembrar de fazê-lo. Não vale se antecipar, lendo mais adiante! Coloque as palavras ou imagens que você vai usar como lembretes em lugares onde possa vê-los ao longo do dia, para se recordar da tarefa. No meio da semana, você pode ler a seção "Descoberta" do exercício em questão, a fim de conhecer experiências e *insights* que outras pessoas tiveram quando o praticaram. Isso pode mudar a sua abordagem do exercício. No final da semana, leia o "Ensinamento", antes de seguir para um exercício novo.

Outra maneira é como fazemos no mosteiro: seguimos a sequência do livro, praticando cada exercício durante uma semana. Você pode começar um exercício novo a cada segunda-feira e terminar de ler ou fazer anotações no domingo seguinte. Pode pular para um exercício ou tema específico que pareça mais adequado à situação da sua vida naquela semana. Às vezes, praticamos um mesmo exercício de atenção plena por duas ou três semanas, se ele continua a provocar *insights* ou se queremos nos aperfeiçoar nele.

É divertido realizar esses exercícios com outras pessoas, como fazemos no mosteiro. Você pode formar um grupo de atenção plena e praticar um único exercício por uma ou duas semanas; depois se reúnam para compartilhar o que aprenderam. Damos boas risadas em nossos encontros semanais. É importante não levar as suas "falhas" muito a sério. Cada pessoa vai ter a própria experiência, *insight* ou história engraçada para contar sobre as suas tentativas — e erros — ao fazer os exercícios.

No mosteiro, começamos há cerca de vinte anos com essa ideia de escolher semanalmente uma ferramenta ou tarefa nova de atenção plena. A sugestão veio de um homem que tinha vivido numa comunidade que seguia os ensinamentos do místico Gurdjieff. Ele explicou que não importava conseguir fazer a tarefa ou não. Às vezes, *não fazer* o exercício ensina mais do que fazê-lo, porque dá chance de entender a razão de não o ter feito. O que será que está por trás disso — preguiça, antigas aversões ou simplesmente distração? A questão é viver cada vez mais de uma forma consciente. Gurdjieff chamava isso de "autolembrança". No budismo, chamamos de despertar para o verdadeiro eu. É despertar para a vida como ela realmente é, não a fantasia que geralmente vivemos dentro da nossa mente.

Lembretes

Ao longo dos anos, verificamos que a parte mais difícil das nossas práticas semanais de atenção plena é simplesmente nos lembrarmos de fazê-las. Então, inventamos vários tipos de lembrete para o dia e a semana. Frequentemente, afixamos palavras ou imagens ao redor do mosteiro, em lugares por onde costumamos passar durante o dia. Se quiser imprimir nossos lembretes, pode acessá-los em www.shambhala.com/howtotrain. Eles são apresentados no livro, mas experimente ser criativo, inventando os seus.

Um caderno para a prática da atenção plena

Para tirar o máximo proveito dessas práticas, recomendo que você registre as suas experiências e os seus aprendizados num caderno, à medida que realizar cada exercício de atenção plena. Se estiver usando este livro com um grupo, poderá levar o caderno para as reuniões de discussão, para consultar as suas descobertas e os obstáculos que encontrou. Ter um caderno na sua mesa de trabalho ou na mesa de cabeceira ajuda também como lembrete da prática da semana.

Continuando

Quando usamos uma ferramenta de atenção plena durante uma semana, temos a expectativa de que ela se incorpore em nós, passando a fazer parte da nossa capacidade de atenção permanentemente em expansão. Mas, como seres humanos, muitas vezes reincidimos em velhos comportamentos e hábitos inconscientes. É por isso que, no mosteiro, há duas décadas fazemos essas práticas da atenção plena e inventamos novas. Esse é um dos aspectos mais maravilhosos do caminho da plena consciência e do despertar. Não tem fim!

1
Use a sua mão não dominante

Exercício: Todos os dias, faça algumas tarefas rotineiras com a mão não dominante. Por exemplo, escovar os dentes, pentear o cabelo ou segurar os talheres, pelo menos durante parte de cada refeição. Se estiver a fim de um desafio maior, experimente usar a mão não dominante para escrever ou para comer com pauzinhos.

LEMBRETE

Uma forma de se lembrar do exercício o dia todo é colocar um esparadrapo num dedo da mão dominante. Quando você notar o esparadrapo, passe a usar a mão não dominante. Você também pode afixar um papelzinho no espelho do banheiro com os dizeres "Mão esquerda" (se você for destro). Ou então colar ali uma mão recortada em papel, e também na porta da geladeira, na mesa do escritório — em qualquer lugar por onde você costuma passar. Outra possibilidade é prender alguma coisa no cabo da escova de dentes, para se lembrar de escová-los com a mão não dominante.

DESCOBERTA

Essa experiência sempre provoca risadas. Acabamos descobrindo que a mão não dominante é bastante desajeitada. Usá-la nos traz de volta ao que os professores de zen chamam de "mente de principiante". A mão dominante pode ter 40 anos, mas a mão não dominante é muito mais jovem, tem cerca de 2 ou 3 anos. Temos que aprender de novo a segurar o garfo e levá-lo à boca sem nos espetar. Começamos a escovar os dentes muito desajeitadamente com a mão não dominante, e quando nos distraímos a mão dominante assume e pega a escova de dentes ou o garfo! É como uma irmã mais velha mandona, que diz: "Ei, seu desajeitado, deixa que faço isso para você!"

O esforço de tentar usar a mão não dominante pode despertar a nossa compaixão por quem é desajeitado ou não tem destreza, como uma pessoa com deficiência ou que tenha tido uma lesão ou um acidente vascular cerebral. Rapidamente, percebemos o valor dos movimentos simples que muitas pessoas não conseguem fazer. Usar pauzinhos com a mão não dominante é uma experiência humilhante. É preciso estar muito atento para comer *sushi* em menos de uma hora sem derrubar todo o alimento.

ENSINAMENTO

Essa tarefa ilustra como nossos hábitos são arraigados e inconscientes e a dificuldade de mudar sem conscientização e determinação. O exercício ajuda a ter uma mente de principiante em qualquer atividade que fazemos várias vezes por dia — comer, por exemplo —, das quais muitas vezes estamos apenas parcialmente conscientes.

Usar a mão não dominante traz a impaciência à tona. Pode nos ajudar a ser mais flexíveis e perceber que nunca é tarde para aprender truques novos. Se utilizarmos a mão não dominante com frequência, desenvolveremos habilidade com o passar do tempo.

Tenho praticado usar a mão esquerda há tantos anos, que hoje nem lembro mais qual é qual. Isso pode trazer benefícios práticos. Se eu perder o uso da mão dominante, como aconteceu com vários parentes meus que tiveram acidentes vasculares cerebrais, não ficarei "na mão", poderei passar a usar a esquerda sem problemas. Quando desenvolvemos uma habilidade nova, percebemos que existem muitas outras latentes dentro de nós. Esse insight pode despertar a confiança de que a prática é algo realmente transformador, levando-nos a conquistar mais flexibilidade e mais liberdade na vida. Se estivermos dispostos a fazer o esforço, com o passar do tempo poderemos despertar habilidades decorrentes da sabedoria natural que existe dentro de nós e deixá-las atuar em nossa vida diária.

O mestre zen Suzuki Roshi disse: "Na mente do principiante existem muitas possibilidades; na do especialista, poucas". A atenção plena nos permite retornar às possibilidades ilimitadas que emergem continuamente do grande nascedouro do momento presente.

Conclusão: Para criar possibilidades na sua vida, manifeste a mente de principiante em todas as situações.

2
Não deixe vestígios

Exercício: Escolha um cômodo da sua casa e, durante uma semana, procure não deixar nenhum vestígio de que você usou esse espaço. O banheiro ou a cozinha costumam ser boas opções para a maioria das pessoas. Ao preparar uma refeição ou tomar banho, deixe o lugar arrumado, sem nenhum sinal de que você esteve lá, exceto talvez o cheiro da comida ou o perfume do sabonete.

LEMBRETE

Coloque um aviso no cômodo escolhido: "Não deixe vestígios".
    Em pinturas zen, as tartarugas simbolizam a prática de não deixar vestígios — à medida que se deslocam, varrem a areia com a cauda, apagando as próprias pegadas. Em vez do aviso escrito, você pode usar imagens de tartarugas como lembrete.

DESCOBERTA

É bem comum sair de um cômodo deixando-o um pouco mais bagunçado do que estava antes. Dizemos para nós mesmos: "Depois eu arrumo". Esse "depois" nunca chega, até que a bagunça fica insuportável, e nós, irritados o suficiente para só então fazer uma faxina completa. Ou ficamos irritados com o outro, que não fez a parte dele no trabalho doméstico. É muito mais fácil cuidar das coisas na hora. Assim não precisamos passar pela irritação que cresce conforme a bagunça se acumula.

Essa tarefa ajuda a tomar consciência da tendência de virar as costas para certas coisas, mesmo coisas pequenas que poderíamos resolver ao longo do dia, mas que, por alguma razão, não temos motivação para fazer. *Poderíamos* levar o lixo até a calçada, ou trocar a toalha de rosto do banheiro. *Poderíamos* afofar as almofadas do sofá ao nos levantarmos, ou lavar a xícara de café em vez de colocá-la na pia, e *poderíamos* guardar as ferramentas na caixa de ferramentas, mesmo sabendo que amanhã vamos usá-las de novo.

Uma pessoa observou que o fato de nos conscientizarmos em não deixar traços num determinado cômodo acaba se ampliando para outras áreas. Lavar os pratos imediatamente depois de comer levou essa pessoa a fazer a cama ao levantar-se de manhã e depois a tirar os fios de cabelo do ralo logo após terminar o banho. É preciso convocar a energia inicial, mas, uma vez feito isso, parece que energia gera mais energia.

ENSINAMENTO

Esse exercício aponta um holofote para a nossa tendência à preguiça. A palavra *preguiça* é uma descrição, não uma crítica. Se não vivemos com total sinceridade, muitas vezes deixamos a bagunça para os outros arrumarem. É fácil lavar a louça, mas guardá-la de volta no armário, nem tanto. É fácil deixar de fazer a meditação, ou a oração, quando a vida fica agitada.

Essa tarefa também nos faz conscientes das diversas pequenas coisas que, diariamente, dão suporte à nossa vida e ao trabalho — as colheres e os garfos com que nos alimentamos, a roupa que nos mantém aquecidos, os cômodos que nos abrigam. Quando varremos, lavamos, passamos, dobramos e guardamos as nossas coisas com atenção plena, isso se torna uma expressão de gratidão para com o serviço silencioso dessas coisas.

O mestre zen Dogen redigiu instruções específicas para os cozinheiros do seu mosteiro. "Limpar os pauzinhos, as conchas e todos os outros utensílios; lidar com eles com igual cuidado e consciência, colocando tudo de volta ao lugar a que pertencem naturalmente." Existe uma satisfação em lavar coisas que foram usadas e estão sujas e em colocar coisas em ordem e tratar com cuidado de tudo o que nos serve, seja um prato de plástico ou uma porcelana delicada. Parece que a mente fica mais "limpa" e a vida menos complicada quando limpamos o espaço e as coisas ao nosso redor. Um amigo contou que tirou quilos de roupa velha da casa de uma tia idosa, junto com medicamentos vencidos, além de muito lixo. A descrição dele foi assim: "No início, ela ficou aflita, mas depois relaxou, e a cada saco que tirávamos da casa ela parecia rejuvenescer um ano". O sentimento de satisfação em não deixar vestígios pode ser um reflexo do nosso desejo profundo de ir embora do mundo, de preferência deixando-o um pouco melhor, e não pior do que estava quando chegamos. Idealmente, nossos únicos vestígios serão a maneira como amamos, inspiramos, ensinamos ou servimos os outros. No futuro, isso é o que terá efeito mais positivo nas pessoas.

Conclusão: Primeiro, pratique não deixar vestígios. Depois, pratique deixar as coisas melhores do que encontrou.

3
Cacoetes de linguagem

Exercício: Torne-se consciente dos seus cacoetes de linguagem e tente eliminá-los do seu discurso. Cacoetes são palavras ou expressões que não acrescentam sentido ao que você está dizendo, por exemplo, "hum", "ahã", "afinal", "né?", "você sabe", "tipo", "basicamente", "de qualquer maneira" etc. Novos cacoetes entram no nosso vocabulário de tempos em tempos.

Além de eliminar seus cacoetes, procure observar por que você tende a usá-los — em que situações e para que finalidade?

LEMBRETE

No início, é um tormento reparar nos próprios cacoetes de linguagem. Você provavelmente terá que recorrer à ajuda de amigos ou familiares. As crianças vão adorar "pescar" e corrigir os cacoetes dos pais. Peça para levantarem a mão quando ouvirem um cacoete seu; no começo, as mãos vão se erguer e baixar com uma frequência irritante. Além disso, o hábito dos cacoetes é tão inconsciente que talvez você precise pedir a elas que repitam qual deles você acabou de proferir.

Outra maneira de perceber os cacoetes de linguagem é gravar a si próprio falando. Peça a um irmão, cônjuge ou filho que registre com uma câmera a sua conversa com alguém ou ao telefone. Assista à filmagem e faça uma tabulação dos cacoetes e da frequência deles.

DESCOBERTA

No mosteiro, descobrimos que essa é uma das práticas de atenção plena mais desafiadoras. É difícil e desanimador ouvir os próprios cacoetes e percebê-los antes de chegar a pronunciá-los — a não ser que a pessoa seja um orador treinado. Em grupos que realizam treinamento para falar em público, existem pessoas designadas para fazer contagem de cacoetes durante uma fala, o que ajuda os membros na aprendizagem de uma oratória eficaz. Quando você começar a notar os seus cacoetes, vai ouvi-los em toda parte, no rádio e na tevê, na conversa diária. Um adolescente usa o cacoete "tipo" centenas de milhares de vezes por ano! Você também vai notar quais os oradores que não têm cacoetes e tomar consciência de como a ausência deles torna o discurso mais eficaz e poderoso. Por exemplo, ouça um discurso de Martin Luther King Jr., do Dalai Lama ou do presidente Barack Obama, prestando atenção nos cacoetes de linguagem.

Os cacoetes de linguagem parecem cumprir várias funções. Informam ao ouvinte que você vai começar a falar ou que você ainda não terminou de falar. "Então... eu disse para ele que tinha gostado da ideia dele, e, aí, bem, eu disse, tipo, bom, você sabe..." Os cacoetes também suavizam o que dizemos, tornando a fala menos definida ou assertiva. "Então eu, você sabe, acho que a gente deve basicamente, tipo, ir em frente com esse projeto." Será que temos medo de provocar uma reação ou de estar errados? Quem iria querer um presidente ou um médico que falasse desse jeito insosso? Os cacoetes podem constituir um obstáculo para a plateia ouvinte quando diluem o significado a ponto de torná-lo bobo: "Jesus disse, tipo assim: 'Bom, né, ame o seu próximo que nem, tipo, a você mesmo'".

ENSINAMENTO

Nos Estados Unidos, os cacoetes de linguagem passaram a ser mais comuns apenas nos últimos cinquenta anos. Será que é porque as escolas estão dando menos ênfase à precisão do discurso, à dicção e às habilidades de argumentação? Ou será que, no mundo pós-moderno multicultural de hoje, onde muitas vezes a verdade é encarada como relativa, passamos a falar propositalmente de uma maneira menos definitiva? Será que temos medo de dizer algo que pode ser considerado "politicamente incorreto" ou de provocar uma reação nos ouvintes? Será que estamos afundando no relativismo moral? Se essa tendência continuar, daqui a pouco vamos dizer: "Roubar é, tipo, quer dizer, tipo assim, errado".

Quando a nossa mente está clara, conseguimos falar de maneira sincera, precisa e sem insultar os outros.

Essa ferramenta de atenção plena mostra até que ponto os comportamentos inconscientes são arraigados, e como são difíceis de mudar. Hábitos inconscientes — como o uso de cacoetes de linguagem — são apenas isso, inconscientes. Enquanto permanecem inconscientes, é impossível modificá-los. Só quando iluminamos um padrão de comportamento com a luz da consciência é que começamos a ter espaço para trabalhar a fim de modificá-lo. Mesmo assim, é muito difícil mudar um comportamento arraigado. Assim que paramos de trabalhar ativamente para mudar um hábito indesejado, ele rapidamente retorna. Se quisermos mudar, se quisermos desenvolver o nosso potencial, será preciso bondade, determinação e uma prática regular e continuada.

Conclusão: "Sempre acho todos vocês iluminados, até abrirem a boca." (Mestre zen Suzuki Roshi)

4
Aprecie suas mãos

Exercício: Várias vezes por dia, quando suas mãos estiverem ocupadas com alguma coisa, observe-as como se pertencessem a um estranho. Observe-as também quando estiverem sem fazer nada, em repouso.

LEMBRETE

Escreva "Olhe para mim" no dorso das mãos.
    Se o tipo de trabalho que você faz impede isso, coloque no dedo um anel que você não costuma usar. (Se você não tem permissão de usar anéis, digamos, porque trabalha num centro cirúrgico, use o momento de lavar as mãos ou de colocar as luvas cirúrgicas para observar as suas mãos como se elas fossem de outra pessoa.)
    Se você não costuma pintar as unhas, use um esmalte colorido durante uma semana como lembrete. Ou, se costuma pintar as unhas, use um esmalte de cor diferente.

DESCOBERTA

As mãos têm habilidade para realizar uma enorme variedade de tarefas e podem fazer muita coisa por conta própria sem que a mente fique dando instruções. É divertido observar as mãos trabalharem, ocupadas, com vida própria. As mãos podem fazer tantas coisas! Podem trabalhar juntas ou fazer coisas diferentes ao mesmo tempo.

Ao fazermos esse exercício, percebemos que cada pessoa tem gestos característicos. Quando falamos, nossas mãos gesticulam quase por si mesmas. Reparamos que as mãos mudam com o passar do tempo. Olhe para as suas mãos e imagine como eram quando você era bebê, depois imagine-as mudando à medida que você crescia, até chegarem ao presente e ao estado atual delas. Daí, imagine-as envelhecendo, ficando sem vida quando você morrer e desintegrando-se de volta à terra.

Mesmo quando estamos dormindo, nossas mãos continuam cuidando de nós, puxando o cobertor para nos cobrir, abraçando o corpo deitado ao nosso lado, desligando o despertador.

ENSINAMENTO

Nosso corpo cuida de nós o tempo todo. Alguns professores de zen dizem que a forma como o corpo cuida de nós sem nem termos consciência disso é um exemplo do funcionamento belo e contínuo da nossa Natureza Original, da bondade e da sabedoria inerentes ao nosso ser. A mão repele o fogo antes mesmo de percebermos o seu calor, os olhos piscam antes de estarmos cientes de um som agudo, a mão se estende para aparar um objeto antes de percebermos que ele estava caindo. A mão direita e a esquerda trabalham juntas, cada uma fazendo a sua metade da tarefa. Quando enxugamos a louça, uma mão segura o prato e a outra segura o pano. Quando cortamos legumes com uma faca, uma mão segura o alimento e a outra corta. Elas cooperam na hora de lavarem uma à outra.

Existe um *koan* (uma fábula zen) sobre a bodisatva da compaixão, chamada de Kanzeon em japonês e de Kuan Yin em chinês. Ela é muitas vezes retratada com mil olhos, que veem todas as pessoas que precisam de conforto, e mil mãos, cada uma segurando um instrumento diferente para ajudar. Às vezes, há até um olho na palma de cada mão. A história conta que, certo dia, o monge zen Ungan perguntou ao mestre zen Dogo: "Como a bodisatva Kanzeon usa todas aquelas mãos e aqueles olhos?" Dogo respondeu: "É como um homem buscando o travesseiro sob a cabeça no meio da noite".

Um aluno meu que é *luthier* teve um *insight* sobre essa história. Mexendo numa parte interna de um violão, inacessível à vista, ele se deu conta de que as mãos têm "olhos". Podem "ver" a superfície que estão tocando em detalhes e trabalham nela mesmo no escuro. O olho interior e a mão dele trabalharam muito bem juntos, assim como um homem sonolento "vê" o travesseiro e suas mãos o alcançam naturalmente para acomodá-lo melhor sob a cabeça. No zen, dizemos que isso mostra como as nossas sabedoria e compaixão inatas trabalham juntas quando a mente não está no caminho.

Quando enxergamos claramente a unidade de toda a existência, percebemos que todas as coisas trabalham juntas, como as mãos e os olhos. Do mesmo modo que as nossas mãos não machucariam os nossos olhos, a nossa natureza é não machucar a nós mesmos nem aos outros.

Conclusão: As mãos trabalham juntas, sem esforço, para realizar muitas coisas maravilhosas e nunca ferem uma à outra. Seria possível dois seres humanos interagirem assim?

5
Ao comer, apenas coma

Exercício: Durante uma semana, quando estiver comendo ou bebendo, não faça mais nada. Sente-se e aprecie o que está ingerindo. Abra os sentidos quando comer ou beber. Olhe as cores, formas e texturas. Preste atenção nos aromas e nos sabores. Ouça os sons do comer e do beber.

LEMBRETE

Deixe um aviso na mesa onde você faz as refeições: "Apenas comer, sem fazer mais nada". Coloque esse aviso também onde você costuma tomar lanche. Além disso, afixe a mensagem em objetos que tendem a distraí-lo enquanto você come. Por exemplo, no computador ou na tevê, cole um papel com a palavra "Comer" riscada com um X, como lembrete de não comer ao usar esses aparelhos.

DESCOBERTA

Essa tarefa não é muito fácil para a maioria das pessoas. Se você estiver em movimento, indo de um lugar para outro, prestes a tomar uma xícara de chá ou café, vai precisar parar, achar um lugar para sentar e saborear seu chá ou café. Se estiver trabalhando no computador, vai ter que tirar as duas mãos do teclado e afastar os olhos da tela para saborear o cafezinho.

Comer tornou-se parte do hábito moderno de permanentemente fazer várias coisas ao mesmo tempo. Quando experimentamos esse exercício, redescobrimos a quantidade de outras coisas que fazemos junto com comer. Comemos andando, dirigindo, assistindo à tevê ou a um filme no cinema, lendo, trabalhando no computador, jogando *video game*, ouvindo música.

Depois de deixar de lado essas atividades mais comuns, surge um aspecto mais sutil da desatenção — falar e comer ao mesmo tempo. Mesmo quem teve pais que repreendiam o ato de falar de boca cheia se flagra depois de adulto comendo e conversando ao mesmo tempo. Ao fazer esse exercício, aprendemos a revezar entre comer e falar. Em outras palavras, quando for falar, pare de comer. Não faça as duas coisas simultaneamente.

É tão comum socializar durante uma refeição, que não é difícil sentir-se estranho comendo sozinho num restaurante sem estar lendo um livro ou se distraindo com alguma coisa. Afinal, os outros podem estar pensando: "Coitado, não tem amigos". Há quem pegue um livro ou ligue o computador só para mostrar que é produtivo, que não "perde tempo só comendo". Fora isso, ao se alimentar enquanto faz outras coisas, a pessoa corre o risco de "perder a linha" — porque a comida extra que ela ingere sem perceber se acumula na cintura!

No Japão e em partes da Europa, é falta de educação andar e comer ou beber ao mesmo tempo. No Japão, o único alimento que você pode comer em pé ou andando é o sorvete de casquinha, porque pode derreter. As pessoas ficam encarando o estrangeiro grosseiro que compra *fast-food* e sai andando pela rua mastigando.

Até *fast-food* eles levam para casa, arrumam de uma forma atraente e servem à mesa. A refeição é um momento para relaxar e realmente apreciar a comida, a bebida e a companhia.

ENSINAMENTO

Por que nos sentimos compelidos a ser multitarefa, a não perder tempo apenas comendo? Nossa autoestima parece estar baseada em quanto conseguimos produzir por dia, ou em quantos itens conseguimos riscar da lista de afazeres. Comer e beber são atividades que não rendem dinheiro, nem um cônjuge, nem o Prêmio Nobel — então, começamos a achar que não têm valor. Em *workshops* onde se pratica comer de forma consciente, muita gente diz: "Ah, eu sempre almoço querendo que acabe logo, para poder voltar ao trabalho". E se o nosso trabalho mais importante de todos os dias for estar verdadeiramente presente, mesmo que só por meia hora? E se a nossa dádiva mais importante para o mundo for não qualquer produto ou presente, mas, em vez disso, a nossa presença?

Se você não presta atenção no que está comendo, é como se a comida não existisse. Você limpa o prato e não fica satisfeito. Continua comendo e só para quando já comeu demais e sente um desconforto. Se você come de forma consciente e atenta, a experiência de comer, mesmo uma pequena porção, se torna rica e variada. Aí você consegue comer até ficar satisfeito internamente, em vez de comer até ficar "estufado".

O monge zen Thich Nhat Hanh escreveu que "Há pessoas que comem uma laranja sem comê-la de verdade. Estão comendo a tristeza delas, o medo, a raiva, o passado e o futuro. Não estão realmente presentes, com o corpo e a mente unidos. É necessário algum treinamento para simplesmente apreciar [o alimento]. Ele veio do cosmos inteiro especialmente para nos nutrir... É um milagre".

Conclusão: Quando comer, apenas coma. Ao beber, só beba. O exercício da atenção plena é o melhor tempero para o seu alimento e para a sua vida toda. Desfrute cada porção de alimento, desfrute cada momento!

6
Elogios verdadeiros

Exercício: Uma vez por dia, escolha alguém próximo a você — um membro da família, um amigo, um colega de trabalho — e faça um elogio genuíno a essa pessoa. Quanto mais próxima for a pessoa, melhor — filho, pai, mãe. (Dizer a um desconhecido no ponto do ônibus que você gostou do cachecol dele não conta, ok?) Quanto mais específico o elogio, melhor: "Acho muito legal o jeito alegre como você atende ao telefone". Fique também consciente dos elogios que receber. Investigue o motivo dos elogios e o efeito de recebê-los.

LEMBRETE

Coloque a palavra "Reconhecimento" ou "Elogio" em lugares onde possa vê-la no decorrer do dia.

DESCOBERTA

Algumas pessoas relataram ter resistido a essa tarefa inicialmente porque receavam fazer elogios forçados. Mas logo descobriram muito o que agradecer e elogiar e foram capazes de realizar o exercício. Outros, ao fazer a tarefa, perceberam em si uma postura habitualmente crítica, reparando apenas em problemas e só falando deles. Essa prática ajudou-os a identificar e reverter esse estado de espírito.

Houve quem comentasse que muitas vezes a outra pessoa rejeitava o elogio recebido. "Ah, acho que os meus biscoitos não ficaram tão bons desta vez." Receber um elogio cria vulnerabilidade. Tem gente que começou a ficar desconfiada na adolescência porque não sabia distinguir um elogio sincero de uma gozação. Assim, talvez para se proteger de um potencial embaraço, ao fazer esse exercício essas pessoas inicialmente fizeram elogios em tom de brincadeira ou rejeitaram os elogios, achando que fosse piada. Um aluno relatou que seus pais tiveram que ensiná-lo a receber elogios. O conselho que eles deram foi: "Basta dizer: 'Obrigado'. É tudo o que a outra pessoa precisa ouvir".

Um homem disse que começou a estudar a arte de elogiar porque a família em que fora criado tinha problemas de alcoolismo e ele nunca havia recebido um elogio, só menosprezo. Descobriu que elogiar "deixa as coisas leves e a energia positiva". Também constatou que seus filhos, sua esposa e seus funcionários parecem prosperar quando recebem elogios genuínos.

Existem diferenças culturais na forma como as pessoas recebem um elogio. Estudos feitos na China e no Japão mostram que lá 95 por cento das respostas a elogios têm a intenção de negar ou desviar o cumprimento. Na Ásia, é normal dispensar ou recusar elogios, porque a pessoa pode ser vista como alguém pouco humilde. Um marido não elogiaria a esposa na frente dos outros para não parecer que está se gabando.

A comunicação não violenta, que é uma abordagem para a solução efetiva de conflitos, ensina que um elogio, como "Você é tão [adjetivo]....", tende a não aproximar as pessoas. Ela recomenda centrar o elogio em algo que tenha tocado você, porque esse tipo de elogio promove uma sensação de conexão e intimidade. "Fiquei comovido por você ter se preocupado em fazer esses biscoitos fresquinhos para a reunião. Obrigado."

Esse exercício de atenção plena ajuda a ficarmos conscientes da função e da frequência do elogio na relação com os outros. Alguns elogios parecem sinceros, enquanto outros parecem pedir algo em troca. Quando conhecemos alguém, ou estamos no começo de um namoro, há uma troca maior de elogios. Depois, parece que nos acomodamos e paramos de expressar reconhecimento, gratidão ou apreciação às pessoas próximas.

ENSINAMENTO

O mestre zen Dogen escreveu o seguinte: "É preciso saber que o discurso afetuoso nasce da mente afetuosa, e a mente afetuosa nasce da semente da mente compassiva. É preciso considerar que fazer um discurso afetuoso não é só enaltecer o mérito dos outros; ele tem o poder de transformar o destino da nação".

Um dos ensinamentos budistas descreve que reagimos a pessoas, objetos ou eventos de três formas, com três tons de sentimento: positivo (um sentimento de prazer), negativo (um sentimento de irritação) e neutro (sentimento nenhum, positivo ou negativo). Se uma pessoa nos desperta um sentimento positivo, ficamos mais propensos a irradiar um tom positivo na direção dela e a fazer-lhe elogios. Por exemplo, é comum elogiarmos naturalmente alguém em quem estamos interessados ou um lindo bebê que ainda não se transformou numa criança teimosa.

Quando alguém vira parte da mobília da nossa vida, paramos de prestar atenção nas ações dela e nos esquecemos de fazer elogios. Na realidade, basicamente passamos a mencionar só as coisas negativas e o que julgamos que precisa mudar. Sem querer, aos poucos isso pode dar um tom negativo à relação toda. A prática de prestar atenção ativamente nas coisas que a pessoa faz bem e de elogiá-la sinceramente por isso pode trazer ao relacionamento um novo calor, uma nova intimidade e receptividade.

Receber elogios por uma qualidade temporária ou condicional, como a beleza, pode causar certo desconforto. Por quê? Porque intuitivamente sabemos que certos atributos como a beleza física são um encontro afortunado entre genes e normas culturais vigentes. Não fomos nós que esculpimos nosso belo rosto. É um dom temporário. Com o passar do tempo, esse rosto terá um queixo duplo e rugas. De um ano para o outro poderia passar a ser definido como "feio". Quando o cabelo liso está na moda, as meninas de cabelo crespo passam horas fazendo alisamento. Na estação seguinte, o cabelo encaracolado entra na moda. A maioria das coisas pelas quais recebemos elogios é temporária — uma silhueta esguia, uma aptidão atlética, até a inteligência. Raramente são qualidades que conquistamos, construímos. Se você faz uma pessoa se sentir alegre e ela elogia você por isso, esse é o melhor elogio — porque se baseia na apreciação de como alguém fez o outro se sentir.

Sob os atributos passageiros que angariam elogios está a nossa Verdadeira Natureza. No budismo, é chamada de "nossa natureza de Buda"; em outras religiões, é denominada "nossa natureza divina". É a nossa essência. Não é baseada em sentimentos, características físicas ou qualquer tipo de comparação. Não pode ser envaidecida por elogios nem diminuída por críticas. Nada que você fizer se soma a ela, nem pode ser subtraído dela. Independentemente do que você fez de errado ou de certo, ou do que fizerem a você, ela permanece intocável. Não aumenta quando você nasce, nem diminui quando você morre. É o Eterno que se expressa através de você.

Conclusão: Palavras gentis são uma dádiva. Geram riqueza no coração.

7
Atenção plena da postura

Exercício: Tome consciência da sua postura várias vezes por dia. Dois aspectos devem ser observados: primeiro, como está a sua postura no momento e, segundo, como você sente o seu corpo nessa postura. Se fechasse os olhos, quais seriam as indicações de que você está em pé, sentado ou deitado? Se estiver sentado numa cadeira, de olhos fechados, o que indica que o seu corpo está sentado? Onde você sente pressão ou movimento? Conscientizar-se da postura envolve observá-la e ajustá-la muitas vezes por dia. Se estiver com as costas curvadas, endireite-as com suavidade. Uma boa hora para trabalhar a consciência plena da postura é durante as refeições. Sente-se na beirada da cadeira com os pés bem plantados no chão e os joelhos um pouco separados. Alongue a coluna, para ter mais espaço para respirar. Também é interessante ficar consciente da postura durante a espera numa fila, ao dirigir, ao se deitar na cama, em reuniões ou em aulas e ao andar.

LEMBRETE

Busque ajuda da família ou dos amigos. Peça que o avisem quando você estiver com a postura desleixada. Procure reparar na sua postura ao passar por um espelho ou uma janela, aproveitando para observar-se de perfil. Precisa de algum ajuste?

Cole um pedacinho de fita adesiva colorida na cadeira ou na mesa onde você faz as refeições, ou afixe um papel com a palavra "Postura".

DESCOBERTA

Muita gente fica surpresa ao constatar que tem má postura. De frente, a postura parece correta; mas, quando a pessoa se vê refletida de perfil, fica chocada com os ombros caídos. Costumamos ajustar a postura conforme a situação. Sentamos eretos numa entrevista de emprego ou numa palestra interessante, mas afundamos no sofá ao ver tevê. É fácil identificar pessoas que tiveram um determinado tipo de formação, por exemplo, oficiais militares, dançarinos ou membros da realeza. A postura delas é bastante ereta. Por que a postura é importante para essas pessoas? Há um ditado espanhol que diz: "É possível identificar um padre mesmo que ele esteja de calção de banho", o que significa dizer que é possível distinguir um religioso pela sua conduta externa, porque reflete uma postura ou um alinhamento interior.

Na prática zen, colocamos bastante ênfase na postura, não só na sala de meditação, mas também quando estamos sentados à mesa, e até andando. Caminhamos com as mãos juntas na altura da cintura, mantendo o que as freiras católicas chamam de "união das mãos". Quando cruzamos uns com os outros nos caminhos, paramos, unimos as palmas das mãos e fazemos uma reverência. Quando recebemos a tarefa de trabalho do dia, fazemos uma prostração completa até o chão, agradecendo ao corpo que pode trabalhar. Quatro vezes por dia, durante os serviços de cânticos, fazemos prostrações completas até o chão, assumindo uma postura de humildade, com a cabeça no chão, renunciando à mente egocêntrica e ao coração protegido, levantando as palmas do chão para indicar que buscamos elevar o nosso potencial de sabedoria e compaixão. Em certos dias, fazemos mais de uma centena dessas reverências completas. As pessoas que estão realizando a prática da expiação por transgressões passadas podem chegar a fazer 108 prostrações completas a mais por dia. Um mestre zen fez tantas reverências completas diárias que desenvolveu um calo na testa. Dizia que era um sujeito teimoso e obstinado e precisava praticar a humildade.

Os japoneses fazem reverências muitas e muitas vezes por dia. Há idosos tão curvados que não conseguem mais endireitar-se. Não se importam, dizem que essa condição os ajuda a continuar reverenciando a vida e lhe agradecer por tudo o que traz.

ENSINAMENTO

O monge budista e professor Ajahn Chah disse o seguinte: "A sabedoria surge quando se está atento em todas as posturas. Deve-se começar a prática ao acordar de manhã. E continuar até a hora de dormir. O importante é manter-se vigilante ao trabalhar, ao sentar-se ou ao ir ao banheiro".

A postura e a concentração estão relacionadas. Muitas vezes, a sonolência (na meditação ou em outro momento qualquer) é um indício de que você deixou de sustentar a postura e seus pulmões não estão conseguindo ficar completamente preenchidos a cada respiração. Quando for assim, ajuste a postura com calma, desenrolando-se a partir da base da coluna, para alongá-la e maximizar o espaço para respirar. Em seguida, faça algumas respirações profundas. O objetivo é criar o máximo de espaço para a respiração fluir livremente. A postura e o humor também estão relacionados. Quando perceber que o seu humor está ácido, tente alterar a postura.

A palavra "reto" pode referir-se à postura, mas também pode descrever o modo como vivemos nossa vida. Ter "retidão" implica viver com integridade, virtude e firmeza. O que quer que a vida nos traga, nossa base não se abala. Nossa vida está alinhada em todos os seus aspectos. Buda é frequentemente chamado de "O Nobre", não porque nasceu príncipe, mas porque praticou meditação e atenção plena com perseverança, tornando-se uma pessoa que vivia em total alinhamento com a Verdade subjacente. Através da prática, nós também podemos ser infundidos por essa Verdade, deixando que inspire, apoie e guie a nossa vida.

Quando ficamos concentrados na respiração, entramos em contato com nossa serenidade inerente. Quando deixamos aquietar os pensamentos que se agitam na mente, descobrimos nossa sabedoria inerente. Quando relaxamos e abrimos o coração, nossa bondade inata emerge. Praticando com perseverança e regularidade, tornamo-nos capazes de acessar essas qualidades a qualquer momento, e assim seguimos confiantes, eretos e inabaláveis pela vida.

Conclusão: Corpo e mente não são dois — são interdependentes e profundamente conectados. Se o estado de espírito ou a mente esmorecerem, tente ajustar a postura.

8
Gratidão ao final do dia

Exercício: Faça uma "lista de gratidão" contendo pelo menos cinco coisas que aconteceram no seu dia pelas quais você se sente grato. Ao final da semana, leia a lista em voz alta para um amigo ou companheiro de atenção plena.

LEMBRETE

Deixe um bloco de anotações e uma caneta ao lado da sua cama ou no seu travesseiro. Faça a lista à noite, logo antes de deitar e dormir.

DESCOBERTA

Ao iniciar essa prática, as pessoas acham difícil conseguir preencher uma "lista de gratidão" com cinco itens. Mas, depois, ficam espantadas ao ver que basta começar para a lista aumentar muito. É como abrir uma torneira fechada há tempos, que então não para mais de jorrar. Ao longo do dia, pode acontecer de você se pegar fazendo anotações mentais de "coisas para acrescentar à lista". Isso pode gerar uma bela transformação para um estado mental de gratidão contínua.

Uma pesquisa realizada pela professora Sonja Lyubomirsky, do Departamento de Psicologia da Universidade da Califórnia, mostra que 40 por cento da felicidade é determinada pelas atividades que fazemos intencionalmente. As pessoas que incluem itens na sua "lista de gratidão" todos os dias, ou que costumam agradecer às pessoas que foram gentis com elas, ficam mais felizes e têm menos depressão.

É possível que você conheça pessoas que são naturalmente gratas. Ficar perto delas eleva o espírito e ilumina o dia. Buda falou sobre "cultivar" a mente — deixar os pensamentos e as emoções prejudiciais perderem o vigor e fortalecer os saudáveis. Como é possível fazer isso? É um fenômeno energético. Tudo o que é alimentado de energia cresce. Pode parecer artificial no início, mas, quando cultivamos a gratidão, aos poucos nos tornamos pessoas naturalmente agradecidas. (Por outro lado, se cultivamos estados mentais negativos, inveja ou crítica, eles se tornam a nossa essência.)

ENSINAMENTO

A mente parece ter uma atração irresistível pela negatividade. Carrega lembranças difíceis e rumina-as repetidamente, tentando alterar o resultado. "Se eu tivesse feito isso, ele teria..." O passado já foi. Não dá para mudar o resultado, a não ser transformando a si próprio, e isso só pode ser feito no presente. A mente fica arquitetando as coisas terríveis que poderiam acontecer. "E se a economia entrar em colapso e não houver comida suficiente, e se minha casa for invadida por pessoas armadas...?" A mente acha que assim está fazendo o seu trabalho, protegendo-nos do perigo, mas, na verdade, está é nos deixando mais medrosos e mais tensos.

É como se a mente dissesse: "Que importância têm as coisas positivas que aconteceram ou vão acontecer? As coisas positivas não causam nenhum estrago. Meu trabalho é pensar em todos os possíveis resultados ruins". A mídia sabe disso. É por isso que o conteúdo do noticiário é negativo: "Cuidado com esse novo perigo!"; "Tem uma coisa terrível acontecendo agora, ou que pode acontecer a qualquer momento!" Esse é o tipo de história que a mente moderna quer ler, e por isso ela nos faz comprar jornal, ler e ouvir tais notícias. No entanto, essa obsessão com o negativo pode tomar conta de nós, criando um estado mental ansioso e depressivo. O que mais tememos acaba sendo justamente o que obtemos — o sofrimento —, e assim se cumpre essa triste profecia autorrealizável e criada por nós mesmos.

A prática de agradecer no fim do dia é um antídoto contra o hábito mental de cultivar desastres. Esse exercício ajuda a ressaltar as diversas coisas positivas e encorajadoras que acontecem a cada dia. Orienta o fluxo mental numa direção positiva. As pessoas que agradecem no final do dia percebem que se tornam capazes de enxergar o aspecto positivo de praticamente tudo o que ocorre na sua vida.

Conclusão: Oriente a mente infeliz a sentir gratidão por pelo menos uma coisa.

9
Escute os sons

Exercício: Várias vezes por dia, pare e concentre-se em escutar. Abra a sua audição 360 graus, como se os ouvidos fossem placas gigantes de radar. Preste atenção nos sons óbvios e nos sons sutis — no seu corpo, na sala, no prédio, ao ar livre. Ouça como se tivesse acabado de desembarcar de um planeta estranho e não soubesse quem ou o que produz os sons. Tente ouvir todos os sons como se fossem uma música feita só para você.

LEMBRETE

Coloque a figura de uma orelha em vários lugares da sua casa e no seu local de trabalho.

DESCOBERTA

Estamos continuamente imersos em som, mesmo em lugares considerados tranquilos, como bibliotecas ou florestas. Os ouvidos registram todos os sons, mas o cérebro bloqueia a entrada da maior parte para que a gente consiga se concentrar nos que são relevantes — a conversa, a palestra, o programa de rádio, o motor do avião e "É o bebê chorando?".

Algumas pesquisas mostram que os bebês ouvem coisas que os adultos não conseguem ouvir. A audição deles é tão aguda que detecta os ecos sutis que ocorrem após a maioria dos sons. Aprendemos cedo na vida a bloquear esses sons confusos. Curiosamente, os bosquímanos preservam essa habilidade, provavelmente porque vivem no ambiente silencioso do deserto. Os bebês também sabem reconhecer a música e as qualidades melódicas das vozes que ouviram ainda na barriga da mãe.

Quando passamos a escutar com atenção, um novo mundo se revela. Sons que eram irritantes ficam interessantes e divertidos, mesmo soando como uma espécie de música estranha. Os ruídos de fundo ficam em primeiro plano. Descobrimos um monte de barulhos dentro da boca quando comemos, especialmente ao mastigar alimentos crocantes. As pás do ventilador do vizinho viram parte da sinfonia contínua de sons. A britadeira é a seção de percussão. O zumbido da geladeira se desdobra num mosaico de várias notas sutis, altas e baixas.

ENSINAMENTO

O exercício de escutar é uma forma poderosa de acalmar a mente. Quando ficamos intrigados com algum som, queremos ouvi-lo mais de perto. Para ouvir atentamente, precisamos pedir às vozes da mente que se calem por algum tempo. Temos que pedir à mente que não dê nome às coisas ("O carro velho do João") nem fale sobre os sons ("Está precisando de um silenciador novo"), mas que apenas fique alerta e ouça cada som como se fosse a primeira vez. Na verdade, é a primeira vez. Cada som é isso mesmo, completamente novo.

Escutar é uma excelente maneira de se desvencilhar das ruminações intermináveis da mente ansiosa. Quando a mente estiver girando na gaiola de *hamster* que ela mesma criou, pare e escute a música do ambiente. Quando estiver exausto, depois de passar o dia inteiro no computador, saia ao ar livre, abra a consciência para a escuridão e ouça a música da noite.

Existe um *koan* famoso sobre som. *Koan* é uma pergunta que tem a função de abrir a mente para uma experiência direta de realidade mais profunda. O eminente mestre zen japonês Hakuin passou o seguinte *koan* a seus alunos: "Qual é o som de uma única mão?" Esse *koan* foi banalizado com o tempo (e hoje é repetido incorretamente como: "Qual é o som de uma mão batendo palmas?"), mas, quando é encarado com toda a seriedade, pode abrir a mente para uma escuta profunda.

Reduza esse *koan* à sua essência: "Qual é o som?", ou apenas: "Som?" Quando a mente tiver se afastado para perambular pelos seus intermináveis corredores cheios de curvas, deixe essa pergunta trazê-lo de volta para o aqui e agora.

Conclusão: Existe som mesmo no (que chamamos de) silêncio. Para ouvir som tão sutil, a mente precisa estar muito tranquila.

10

Quando toca o telefone

Exercício: Toda vez que o telefone ou o celular tocar ou vibrar, pare o que estiver fazendo e faça três respirações conscientes, para aquietar a mente antes de atender. Se você trabalha como recepcionista, talvez precise diminuir para uma ou duas respirações. O importante é parar e fazer pelo menos uma respiração profunda, de limpeza, antes de atender ao telefone.

Se você costuma receber poucas ligações, acerte um despertador para tocar várias vezes por dia, a intervalos longos mas irregulares, por exemplo a cada 53 minutos. Quando o alarme soar, pare e respire.

LEMBRETE

Cole um adesivo colorido no seu celular com os dizeres "Respire", de modo que você leia essa palavra antes de atender a uma ligação.

DESCOBERTA

A inspiração para adotarmos essa prática surgiu quando um grupo grande de alunos do monge zen vietnamita Thich Nhat Hanh fez um retiro em nosso mosteiro. Eles tinham uma sólida prática de atenção plena com o soar dos sinos, que tocavam a intervalos imprevisíveis ao longo do dia. Toda vez que um sino tocava, uma onda de silêncio tomava conta da sala. Independentemente do que as pessoas estivessem fazendo — dando uma aula, conversando, colocando pratos no lava-louça, servindo uma refeição —, todas paravam de falar e de se mexer pelo tempo de três respirações.

Toda vez que um sino tocava, o zum-zum da atividade das pessoas simplesmente *cessava*. Dava para sentir a energia do ambiente ficando mais tranquila e se restabelecendo num lugar de maior estabilidade e presença. Alguém contou que "duas pessoas estavam no meio de uma discussão acalorada quando o sino da atenção plena soou. Elas pararam no meio da frase, o rosto delas ficou visivelmente mais suave e então trocaram um sorriso".

Quando o telefone toca, a maioria das pessoas tenta atendê-lo o mais rápido possível. No início, é difícil romper esse hábito, parar e respirar antes de atender. Fazer algumas respirações conscientes quando o telefone toca é um hábito prático e útil de cultivar, especialmente se o seu trabalho envolve conversar com pessoas difíceis, que estão com uma carga de dor mental ou emocional e querem descarregar um tanto em você. Esse exercício ajuda a estabelecer contato com o cliente ou o paciente estando com a mente clara e o coração aberto. Uma recepcionista relatou: "Estou aprendendo a aguardar até o terceiro toque do telefone. É uma oportunidade de interromper o que estou pensando ou fazendo e me recompor. Procuro esvaziar a mente, para poder dar total atenção à pessoa que está ligando".

Um enfermeiro de pronto-socorro comentou: "O ritmo do meu trabalho é rápido e contínuo. Por isso, eu costumava ficar melindrado com este exercício de atenção plena de atender ao telefone. Um dia eu estava cuidando das minhas plantas e não queria parar nem por um instante, só que, de repente, notei o vermelho intenso dos talos de beterraba em volta de mim, a luz brilhando através das hastes. Foi lindo". Ele poderia não ter visto essa beleza — a beleza que deixamos de ver quando ficamos aprisionados na mente sempre tão laboriosa, apenas parcialmente presentes no momento, olhando sem *realmente ver*.

ENSINAMENTO

Esse exercício é poderoso, porque invoca uma quietude súbita no corpo e na mente ao mesmo tempo. Quando nos movimentamos, normalmente estamos pensando. Quando o corpo para, um nível sutil do pensamento que está em curso é revelado. Ao percebê-lo, conseguimos nos soltar dele e nos abrir para níveis mais profundos de tranquilidade mental. Um rapaz constatou um benefício duplo nessa tarefa. Parar de se mexer e de falar ajudou a diminuir a sua tensão mental, enquanto desfrutar de três respirações conscientes auxiliou a liberação da sua tensão física.

Uma mulher disse que essa prática inicialmente a deixava ansiosa. Mas logo se deu conta de que isso não estava relacionado ao seu bom ou mau desempenho no exercício; era uma ansiedade subjacente, de fundo, que estava sempre presente, sem relação com qualquer coisa que estivesse acontecendo. Então ela começou a usar o intervalo das três respirações para expirar uma frase de bondade amorosa — "Que eu fique relaxada e confortável" —, que ajudou a dissipar a ansiedade.

Vivemos muito da nossa vida de forma inconsciente e apressada. Mas estamos correndo para onde, afinal? Em vez de viver plenamente aqui e agora, estamos sempre nos antecipando, agarrando o minuto seguinte, a hora seguinte, o dia seguinte. Arrastamos o nosso estado de espírito como se fosse um saco de lixo, de uma interação para outra. Assim que encerramos um telefonema difícil, a tendência é atender de mau humor ao próximo infeliz que ligar. Para atender a cada telefonema de forma isenta, desanuviando as emoções de impaciência, ansiedade ou irritação, é preciso desacelerar. Ao ouvir o telefone tocando, pare, faça de uma a três respirações, relaxando corpo, coração e mente. Aí você estará pronto para atender à ligação e lidar com a situação nova com receptividade e clareza.

Costumamos começar esse treino usando campainhas ou sinos como lembretes. Por fim, o hábito se espalha e se infiltra nas outras áreas da nossa vida. Ser capaz de se desprender do que está na mente e chegar revigorado a cada encontro do dia torna-se um novo jeito de agir. Essa é uma habilidade extremamente útil, que a maioria das pessoas não tem. Permite deixar enfraquecer os velhos hábitos nocivos e cultivar hábitos novos e saudáveis.

Conclusão: Fazer três respirações quando o telefone toca é como dar um tempinho. É a pausa que refresca.

11

Toque amoroso

Exercício: Use as mãos de forma amorosa, use o tato amorosamente, inclusive ao tocar objetos inanimados.

LEMBRETE

Use alguma coisa fora do habitual na sua mão dominante, num dos dedos. Sugestões: um anel diferente, uma tira de esparadrapo, uma pintinha de esmalte numa unha, um sinalzinho feito com caneta colorida. Toda vez que reparar no marcador, lembre-se de usar as mãos de forma amorosa, tocando tudo amorosamente.

DESCOBERTA

Ao fazer essa prática, logo notamos quando *não* estamos usando as mãos amorosamente — nós e os outros. Passamos a reparar em pacotes que são jogados no carrinho de supermercado, malas que são arremessadas na esteira transportadora do aeroporto, talheres que são atirados dentro da gaveta. Ouvimos as tigelas de metal tinindo quando empilhadas sem cuidado e o barulho da porta batendo quando passamos apressados.

Em nosso mosteiro, um dilema surgiu entre as pessoas que capinavam o jardim. Como praticar mãos amorosas ao arrancar da terra uma planta viva, com raiz e tudo? É possível manter o coração aberto para ela e, ao colocá-la na compostagem, fazer uma oração dizendo que a vida dela (e a nossa) vai beneficiar outras?

Quando eu era estudante de medicina, trabalhei com vários cirurgiões conhecidos por seu "mau humor cirúrgico". Se surgia uma dificuldade durante uma operação, eles viravam crianças de 2 anos; atiravam instrumentos caros na bandeja e xingavam as enfermeiras. Mas reparei que um deles era diferente. Ele permanecia calmo sob estresse e, mais importante que isso, lidava com o tecido de cada paciente inconsciente como se fosse precioso. Decidi que, se um dia eu precisasse ser operada, pediria que ele fosse o cirurgião.

À medida que fazemos esta prática, a atenção plena para com o toque amoroso se expande, passando a incluir a consciência não só de como tocamos as coisas, mas também do modo como somos tocados. Isso abrange a forma como somos tocados por mãos humanas e também pelas nossas roupas, pelo vento, pela comida e pela bebida em nossa boca, pelo chão sob nossos pés e por muitas outras coisas.

Todos nós sabemos o que são mãos amorosas e um toque amoroso. Costumamos tocar com ternura e carinho os bebês, os cães fiéis, as crianças que choram, a pessoa amada. Por que não fazemos uso do toque amoroso o tempo todo? Esta é a questão essencial da atenção plena. Por que não vivemos assim constantemente? Depois que descobrimos como a vida fica mais rica quando conseguimos estar mais presentes, por que nos distraímos e voltamos aos velhos hábitos?

ENSINAMENTO

Nosso corpo é tocado o tempo todo, mas praticamente não temos consciência disso. Em geral, o toque só entra na consciência quando é desconfortável (uma pedrinha na sandália) ou associado ao desejo intenso (quando somos beijados pela primeira vez). Quando começamos a abrir a consciência para todas as sensações do tato, dentro e fora do corpo, podemos ficar assustados. A sensação pode ser intensa demais.

Normalmente, temos a consciência de usar o toque amoroso mais com as pessoas do que com os objetos. No entanto, quando estamos com pressa ou chateados com alguém, transformamos essa pessoa em objeto. Se estamos apressados, vamos embora sem dizer tchau para alguém que amamos; ignoramos o bom-dia de um colega de trabalho por causa de um desentendimento no dia anterior. É assim que transformamos uma pessoa em objeto, em incômodo, em obstáculo e, por fim, em inimigo.

No Japão, os objetos costumam ser personificados. Muitas coisas são honradas e tratadas com carinho, coisas que nós consideraríamos apenas inanimadas e, portanto, não merecedoras de respeito, muito menos de amor. O dinheiro é entregue aos caixas com as duas mãos, os batedores de chá, feitos de bambu, são batizados com nomes próprios, faz-se funeral para agulhas de costura quebradas, colocando-as para descansar num cubo macio de tofu, o título honorífico "o-" é associado a coisas mundanas, como dinheiro (*o-kane*), água (*o-mizu*), chá (*o-cha*) e até mesmo os pauzinhos (*o-hashi*). É possível que isso venha da tradição xintoísta de honrar o *kami*, os espíritos que residem nas cachoeiras, nas árvores de grande porte e nas montanhas. Se a água, a madeira e a pedra são encaradas como sagradas, então todas as coisas derivadas delas também são sagradas.

Meus professores de zen me ensinaram, por meio de exemplos, a lidar com todas as coisas como se estivessem vivas. O mestre zen Roshi Maezumi abria envelopes (mesmo lixo postal) usando uma espátula, para fazer um corte preciso e retirar o conteúdo de forma cuidadosa e atenta. Ele ficava chateado quando as pessoas empurravam com os pés as almofadas de meditação, arrastando-as pelo chão, ou esbarravam o prato na mesa na hora de pousá-lo. "Sinto essas coisas no meu corpo", ele disse uma vez. Enquanto a maioria dos sacerdotes modernos pendura as vestes em cabides, o mestre zen Harada Roshi dobra calmamente as suas roupas de monge toda noite e as deixa "desamassando" debaixo do colchão ou de uma mala. O seu quimono de todo dia é sempre impecável. Existem vestes de centenas de anos sob seus cuidados. Ele trata cada uma como se fosse o manto de Buda.

Já imaginou a consciência de tato que os seres iluminados têm? Como deve ser sensível e amplo o seu campo de consciência? Jesus tournou-se imediatamente consciente quando uma mulher doente tocou a borda do seu manto e ficou curada.

Conclusão: "Ao lidar com arroz, água ou qualquer outra coisa, tenha a mesma preocupação de afeto e cuidado que os pais têm ao criar um filho." (Mestre zen Dogen)

12

Esperando

Exercício: Encare qualquer situação de espera — a fila do banco, o atraso de alguém, o ícone "por favor, aguarde" na tela do computador — como uma oportunidade de praticar atenção plena, meditação ou fazer uma oração.

Existem várias boas práticas de atenção plena para enfrentar uma espera. Uma delas é a atenção plena na respiração, começando com algumas respirações profundas para ajudar a dissipar a tensão corporal de ter que esperar, ou para o caso de alguém que você está esperando se atrasar. Localize em que parte do corpo você está mais consciente da respiração — narinas, tórax ou barriga — e dirija a atenção para as sensações dessa área, observando como mudam o tempo todo.

Outra prática útil para um período de espera é escutar os sons, abrindo e expandindo a audição até abarcar todo o ambiente onde você estiver. Além dessa, há boas práticas que incluem a bondade amorosa para com o corpo (exercício 51) e o relaxamento na expiração: a cada expiração, observe se você está tenso ou retesando alguma parte do corpo — em torno dos olhos ou da boca, ombros ou barriga — e procure atenuá-la.

Quando notar que está ficando chateado por "ter que ficar esperando", considere: "Mas isso é ótimo! Sem querer, arrumei um tempinho para praticar atenção plena".

LEMBRETE

Coloque um papelzinho ou um pedaço de fita adesiva com a letra E (de "prática da espera") nos dispositivos de tempo que você costuma verificar ao longo do dia, como relógio de pulso, relógio do carro, celular. Coloque uma letra E também na tela do computador ou no *mouse*.

DESCOBERTA

Descobri esse exercício quando comecei a praticar meditação. Eu trabalhava 72 horas por semana como estagiária num hospital municipal muito movimentado e quase não tinha tempo nem para ir ao banheiro. Dois professores de zen foram me visitar no hospital. Corri para a sala de espera, murmurando desculpas por tê-los feito esperar. "Não tem problema", disse um deles. "Isso nos deu um tempinho extra para sentar." ("Sentar" é a gíria zen para meditação sentada.) Ah, perfeito.

Isso é útil para a pessoa superocupada que pergunta: "Como vou achar tempo para praticar atenção plena?" Não é preciso dedicar um monte de tempo para praticar atenção plena (mas, claro, mal não faz). As chances de estar presente surgem ao longo do dia.

Quando somos obrigados a esperar no meio de um congestionamento, por exemplo, o instinto é fazer algo que nos distraia do desconforto da espera. Ligamos o rádio, telefonamos ou enviamos uma mensagem de texto para alguém, ou simplesmente ficamos praguejando de irritação. Praticar atenção plena durante uma espera ajuda a descobrir esses vários pequenos momentos do dia em que podemos puxar o fio da consciência de dentro do esconderijo onde ele fica, no complexo tecido da nossa vida. A ação de esperar, algo corriqueiro que geralmente produz emoções negativas, pode ser transformada numa dádiva: a dádiva do tempinho inesperado para a prática. A mente ganha um duplo benefício com isso: primeiro, abandona estados mentais negativos; segundo, recebe o efeito salutar de mais alguns minutos de prática entremeados ao longo do dia.

Meu primeiro professor de "prática da espera" foi meu pai, homem superpaciente. Aos domingos de manhã, ele vestia terno e gravata, entrava no carro e ficava lendo o jornal. Enquanto isso, sua esposa e as três filhas entravam no carro, uma por uma, saíam de novo, fazendo várias viagens de ida e volta para pegar luvas, carteira, batom, um par de meias sem furos, presilhas, os livros da escola dominical, e assim por diante. Só depois que a correria e a bateção de portas cessava é que meu pai erguia os olhos, dobrava o jornal calmamente e dava partida no carro.

ENSINAMENTO

Ao praticar esse exercício, rapidamente você aprende a identificar as mudanças do corpo que acompanham a iminência de pensamentos e emoções negativas, como a impaciência por ter que esperar ou a raiva do "idiota" que está na sua frente na fila do caixa. Sempre que conseguimos parar e impedir o início da fruição de um estado mental negativo (digamos, ficar irritado com o trânsito ou cheio de raiva do caixa vagaroso), estamos apagando um padrão habitual e insalubre do coração/mente. Se não deixarmos o "carrinho de rolimã" da mente rodar nos mesmos sulcos profundos, descendo em disparada a mesma velha colina para cair no mesmo velho pântano, finalmente os sulcos vão se nivelar e sumir. Aquele estado habitual de irritação e frustração com "ter que esperar", ou com qualquer outra coisa, acabará se dissipando. Leva tempo, mas funciona. E vale a pena, porque ao nosso redor todos se beneficiam.

Muita gente tem uma mentalidade que mede a autoestima em termos de produtividade. Se hoje não produzi nada, não escrevi um livro, dei uma palestra, fiz pão, ganhei dinheiro, vendi algo, comprei algo, tirei nota boa na prova ou encontrei a minha alma gêmea, então meu dia foi um desperdício e eu sou um fracasso. Não valorizamos o tempo que despendemos "sendo" ou "estando" presentes. "Esperar" é, portanto, uma fonte de frustração. Imagine quantas coisas eu poderia ter feito!

Além do mais, se você perguntar às pessoas importantes da sua vida o que mais gostariam de obter de você, a resposta provável será alguma versão de "a sua presença" ou "o seu carinho". A presença não se traduz em produto mensurável, mas sim em sentimentos positivos, sentimentos de apoio, intimidade, felicidade. Quando passamos de pessoas ocupadas e produtivas a calmas e conscientes, começamos a ter uma sensação de apoio, intimidade e felicidade mesmo que ninguém esteja por perto. Esses sentimentos positivos são um "produto" muito desejado, mas que não pode ser comprado. São o resultado natural da presença. São um direito inato que esquecemos que temos.

Conclusão: Não fique aborrecido quando tiver que esperar; alegre-se com esse tempinho extra e exercite manter-se no momento presente.

13

Jejum de mídias

Exercício: Durante uma semana, não use nenhum meio de comunicação. Isso abrange mídias de notícias, de entretenimento, redes sociais. Não ouça rádio, streaming ou podcasts; não assista à tevê, filmes ou séries, não leia jornais, livros ou revistas (*on-line* ou em formato impresso), não navegue na internet nem use redes sociais, como Facebook e Twitter.

Não é preciso tapar os ouvidos se alguém contar uma notícia, mas evite engatar em conversas sobre os últimos acontecimentos. Se as pessoas insistirem, conte sobre esse jejum diferente que está fazendo. Você pode, claro, continuar lendo o que for necessário para o trabalho ou os estudos.

Mas... o que fazer durante esse jejum? Parte dessa prática de atenção plena está em descobrir alternativas ao consumo de mídia. Dica: faça algo com as mãos e com o corpo.

LEMBRETE

Cubra a tevê com uma folha de papel, ou coloque um papel no rádio do carro e na tela do computador com os dizeres "Jejum de mídia a semana inteira". Deixe as revistas se acumularem e considere a possibilidade de jogar todos os jornais e as newsletters que você assina direto no cesto de lixo reciclável ou na lixeira do e-mail. Você faria isso se saísse de férias, por que não agora?

DESCOBERTA

Desenvolvi essa tarefa para um aluno que sofria de um problema muito comum — ansiedade de nível baixo, crônica. Ao final de um retiro de silêncio de seis dias, ele compartilhou comigo como estava feliz com o seu estado de espírito calmo. Porém, uma hora depois, no almoço, ouvi-o fulo de raiva, como de costume, falando exasperado sobre a situação terrível do mundo atual. Ele era um "viciado em notícias" assumido, criado em Nova York, e relutou muito em fazer o jejum de mídias.

Descobriu que seu estado de espírito era bom ao acordar e ao fazer sua meditação matinal. Mas, assim que a meditação terminava, ele tinha o hábito de pegar um café e ouvir o no noticiário: "Pra ficar sabendo o que os bastardos estão aprontando dessa vez". Durante o jejum de mídias, ele se admirou ao constatar que, na verdade, não ligava de ficar por fora das últimas notícias, nem em casa nem no trabalho. E estava experimentando um estado de espírito muito mais calmo, assim como sua esposa serena.

Uma das dificuldades da "abstinência" é encontrar uma atividade que preencha o tempo normalmente gasto com as mídias. Você pode meditar, passear, entreter-se em um jogo com a família, inventar um novo prato, lidar com plantas, tirar fotos, pintar ou desenhar, aprender um novo idioma ou a tocar um instrumento, ou simplesmente sentar na varanda e relaxar.

É possível que não saber das últimas notícias faça você se sentir incapaz, preguiçoso ou estúpido. Há quem pergunte: "E se acontecer alguma coisa importante, um incêndio ou um atentado terrorista?" Eu digo: "Não se preocupe, se for realmente importante, você vai ficar sabendo".

ENSINAMENTO

Nos primeiros 200 mil anos de história humana, só éramos expostos às notícias (e ao sofrimento) dos imediatamente próximos, nas tribos e aldeias. Éramos testemunhas de nascimentos, doenças, mortes e guerras, mas em escala limitada. Somente de quarenta anos para cá, mais ou menos, a mídia passou a despejar o sofrimento do mundo inteiro — guerras, desastres naturais, tortura, fome — nos nossos ouvidos e olhos dia após dia. Esse sofrimento, que somos impotentes para resolver, se acumula em nossa mente e em nosso coração e, por sua vez, nos faz sofrer. Quando a mente e o coração ficam lotados de imagens de violência, destruição e dor, precisamos de uma pausa para nos esvaziar.

O jejum de mídias é um jeito de fazer isso. (Um retiro de meditação silenciosa é ainda melhor.)

Pessoas que trabalham com vítimas de trauma são conhecidas por sofrer de algo chamado de "vitimização secundária". Elas também ficam afetadas pelo trauma, embora sejam apenas ouvintes e não tenham passado pela experiência. Desde a invenção da tevê e do telejornal, todos nós sofremos de um certo grau de vitimização secundária, causada pelo fluxo incessante de imagens vívidas que saem da tela para a nossa mente, imagens de homicídios, genocídios, terremotos e epidemias letais. Esse bombardeio constante gera ansiedade crônica e nos deixa deprimidos. O mundo é cheio de precariedades, milhões de pessoas inocentes sofrem, e não conseguimos fazer muita coisa para mudar isso.

Diminuir o consumo dessas imagens tóxicas torna mais fácil estabelecer um coração aberto e uma mente serena e clara. Essa é a melhor base possível se queremos encarar este nosso mundo aflito e causar um impacto positivo.

Conclusão: Uma dieta constante de notícias ruins faz a mente adoecer. Dê à mente o remédio benfazejo do silêncio, da beleza e da amizade amorosa.

14

Olhar amoroso

Exercício: Durante uma semana, empenhe-se em enxergar as coisas e as pessoas com um olhar amoroso. Quando estiver em pleno ato, observe as mudanças que ocorrem nos seus olhos, no seu rosto, no seu corpo, no seu coração/mente, no seu campo visual e na sua concentração.

LEMBRETE

Recorte, imprima ou desenhe algumas imagens de olhos, talvez com um coração no lugar de cada pupila. Coloque essas imagens em vários lugares da sua casa, como o espelho do banheiro, a porta da geladeira, o lado de dentro da porta de entrada.

DESCOBERTA

Todo mundo sabe usar o olhar amoroso quando está apaixonado, quando vê um bebê recém-nascido ou um animal bonitinho. Por que não usamos esse olhar amoroso com mais frequência? Ao fazer essa prática, percebemos que o nosso modo habitual de olhar para as coisas não é amoroso. Ou é neutro ou é um tanto negativo e crítico. Ao entrar numa sala, a primeira coisa que reparamos é que o carpete está precisando de uma boa limpeza. Ao dar bom-dia a alguém da família, em vez de olharmos com amor nos olhos da pessoa, passamos reto, evitando o olhar e dizendo algo como "Tem creme dental na sua bochecha" ou "Você vai sair vestido desse jeito?".

Mesmo quando amamos uma pessoa, frequentemente nos esquecemos de demonstrar isso com os olhos. É comum nos sentirmos mais confortáveis e, curiosamente, mais íntimos quando nos comunicamos de forma indireta, por telefone ou por *e-mail*. Um adolescente comentou que, quando o assunto é complicado, prefere mandar uma mensagem de texto à namorada e aguardar a resposta de texto dela do que conversar ao vivo. "Às vezes é difícil falar cara a cara", ele disse. A intimidade é algo que desejamos muito, mas que também nos deixa pouco à vontade. (Será por isso que a mente foge tanto do momento presente quando estamos meditando? Será que existe presença demais no momento presente?)

Quando experimenta ver o mundo com um olhar amoroso, muita gente relata uma mudança na forma de enxergar objetos e pessoas. O foco, muitas vezes, fica mais claro, e as pessoas passam a reparar em pequenos detalhes, como se estivessem olhando com uma lente de aumento. Para outras, a sensação é oposta, de que a visão ficou mais suave ou um pouco embaçada. O campo visual pode mudar, tornando-se mais estreito ou mais amplo. O olhar amoroso parece suavizar o rosto todo e trazer um leve sorriso aos lábios. O coração/mente se abre, e os pensamentos críticos se dissipam.

ENSINAMENTO

Usamos uma gama variada de olhares — passamos do olhar irritado para o olhar crítico, para o impessoal, o pessoal, o gentil, o amoroso. O olhar que escolhemos dá o tom da nossa percepção de mundo, alterando-a de hostil para acolhedora. Quando olhamos para um ser, ele sente qual olhar estamos usando. Os olhos que escolhemos utilizar têm efeito sobre a nossa felicidade e a felicidade dos seres que olhamos. Conhecer-se é saber que olhar se está usando e ser capaz de fazer isso habilmente.

Os ensinamentos budistas descrevem cinco tipos de olhos. O primeiro é o olho humano. Ele fornece uma imagem que insistimos em achar que é completa e verdadeira, embora a luz visível que somos capazes de perceber seja apenas uma faixa muito estreita do espectro eletromagnético. Os insetos e outros animais percebem fenômenos de luz e padrões da natureza que não conseguimos ver. O segundo olho é o olho divino, que olha para baixo, a partir do céu, e vê a humanidade inserida no fluxo constante de toda a criação. Às vezes conseguimos ver através desse segundo olho, por exemplo, quando meditamos, ou quando, olhando através de um telescópio, vislumbramos o nosso verdadeiro lugar no universo — uma faísca pequenina e breve na imensidão do tempo e da mudança.

O terceiro olho é o olho da sabedoria. Se pudéssemos enxergar as moléculas que compõem o nosso eu, veríamos pedacinhos de energia zunindo no vazio, cercados por outros aglomerados temporários de energia num espaço vazio sem começo nem fim. Quando conseguimos acalmar a mente na meditação e então olhar para dentro, para ter evidência direta de um eu, tudo o que encontramos são fragmentos de sensação — quente e frio, pressão e movimento; na verdade, um grupo de sensações que aparentemente ocorrem em sequência —, além de sensações da mente, a que chamamos de pensamentos, e sensações do corpo, a que chamamos de emoções. Quando os pensamentos cessam, mesmo que por instantes, a "cola" que mantém unido esse emaranhado de sensações se dissolve, e conseguimos ver o eu como ele realmente é: uma massa de sensações flutuando no vazio.

O quarto olho é o olho do darma. Ele vê todos os fenômenos, cada um deles único e precioso, emergindo do vazio, existindo por algum tempo e depois se dissipando novamente. Aquele que vê através desse olho é chamado de santo ou bodisatva — alguém que sente compaixão por aqueles que sofrem desnecessariamente e tem o impulso de ajudá-los.

O quinto olho é o olho do Buda. Ele combina as visões de todos os outros olhos, desenvolvidas no mais alto grau, muito além da nossa imaginação.

Quando praticamos o olhar amoroso, temos um vislumbre por meio do quarto olho, o olho do bodisatva. Ver com olhos amorosos não é uma experiência de mão única, nem é só uma experiência visual. Quando olhamos para alguma coisa com olhos amorosos, um certo calor nosso segue junto, mas podemos também ser surpreendidos com um calor que se irradia de volta para nós. Começamos a nos perguntar: será que tudo no mundo é feito de amor? E eu simplesmente estive bloqueando isso até agora?

Conclusão: Um olhar amoroso pode criar um universo amoroso.

15

Boa ação em segredo

Exercício: Todos os dias, durante uma semana, pratique uma boa ação sem contar a ninguém. Faça algo simpático ou necessário para os outros, mas faça-o anonimamente. Esses atos podem ser muito simples, como lavar pratos acumulados na pia de alguém, recolher lixo caído na calçada, limpar a pia do banheiro de alguém, fazer uma doação anônima, deixar um bombom na mesa de trabalho de um colega.

LEMBRETE

Deixe um bloco de notas na sua mesa de cabeceira e toda noite planeje a sua boa ação do dia seguinte. Você também pode espalhar figuras de duendes em lugares estratégicos da sua casa ou no local de trabalho como lembrete.

DESCOBERTA

É incrivelmente divertido planejar e fazer coisas boas para os outros em segredo. Quando você leva essa tarefa a sério, começa a olhar em volta, buscando novas ideias, e as possibilidades se multiplicam. "Ah, amanhã eu podia deixar uma xícara de chá quentinho na mesa de trabalho dela, ou limpar a lama dos tênis dele que ficam na varanda." É como ser um super-herói chamado Ação Secreta, que na calada da noite se move discretamente por aí fazendo boas ações. Há a emoção de tentar não ser pego e, como algumas pessoas admitiram, um pouco de frustração em não ser descoberto ou reconhecido. Mais interessante ainda é não se revelar quando alguém agradece a outra pessoa por uma boa ação que foi você que fez anonimamente.

Todas as religiões valorizam a generosidade. A Bíblia diz que é mais abençoado dar do que receber. No Islã, existem duas formas de caridade — a obrigatória, para pobres e órfãos, e a voluntária, como doações ou bolsas de estudo. A doação obrigatória purifica o restante dos proventos da pessoa e é considerada uma forma de oração ou devoção. Diz-se que a doação voluntária em segredo vale setenta vezes mais que a doação pública.

Um das minhas práticas favoritas é a que chamo de "direção *metta*" (*metta* é uma palavra do dialeto pali que significa bondade amorosa ou amizade incondicional; também se refere a uma prática de meditação para desenvolver essas qualidades). Como vou para o trabalho de carro, a todas as pessoas por quem passo — pedestres, ciclistas e especialmente os motoristas grosseiros que estão com pressa —, digo, em silêncio, na expiração: "Que você se livre da ansiedade. Que você fique relaxado e confortável". Não sei se essa prática em segredo os ajuda, mas certamente ajuda a mim. O dia sempre fica mais fácil quando eu faço isso.

ENSINAMENTO

Nossa personalidade é formada com base em muitas estratégias para fazer os outros nos amarem e cuidarem de nós, para conseguir o que queremos e para nos manter seguros. Nós nos deleitamos com o reconhecimento positivo, porque ele sinaliza amor, sucesso e segurança. Essa tarefa ajuda a enxergar quanto estamos dispostos a nos empenhar em fazer coisas boas para os outros sem nunca receber crédito. A prática zen enfatiza "seguir adiante" — levar a vida de maneira direta e reta, com base no que se entende por boas práticas, sem se abalar com elogios ou críticas.

Certa vez, um monge perguntou ao mestre zen chinês Hui-hai: "Qual é o portão [que significa tanto "entrada" como "pilar"] da prática zen?". Hui-hai respondeu: "A doação total".

Buda disse: "Se as pessoas soubessem, como eu sei, o ganho de compartilhar dádivas, não desfrutariam delas sem compartilhá-las, nem seu coração ficaria manchado pela obsessão com a mesquinhez. Mesmo se fosse o último bocado, a última porção de comida, não a saboreariam sem dividi-la, se houvesse alguém com quem compartilhar".

Buda falava sempre sobre o valor da generosidade como a maneira mais eficaz de alcançar a iluminação. Recomendava oferendas simples — água pura para beber, comida, abrigo, roupas, transporte, luz, flores. Mesmo as pessoas pobres podem ser generosas, dizia ele; basta que deem uma migalha da sua comida a uma formiga. Toda vez que doamos algo, seja um objeto material ou o nosso tempo (será que é "nosso"?), estamos abrindo mão de um pouquinho desse amontoado temporário de coisas cuidadosamente reunidas e ferozmente defendidas a que chamamos de "eu, para mim, meu".

Conclusão: A generosidade é a maior virtude de todas, e a doação anônima é a mais alta forma de generosidade.

16

Só três respirações

Exercício: No decorrer do dia, dê um breve descanso à mente, quantas vezes puder. Durante três respirações, peça às vozes interiores que silenciem. É como desligar o rádio ou a tevê interior por alguns minutos. Em seguida, abra todos os sentidos e fique consciente de apenas *cor, som, toque e cheiro*.

LEMBRETE

Escreva o número "3" em vários papeizinhos e espalhe-os pelos ambientes onde você circula. Ou então desenhe uma pessoa com um balão de pensamento vazio acima da cabeça. Ajustar um alarme ou celular para tocar a intervalos irregulares ao longo do dia também pode ajudar.

DESCOBERTA

Quando uma pessoa começa a meditar ou fazer oração contemplativa, sente um alívio na agitação constante da mente. Fica feliz. No entanto, quando a concentração se aprofunda, muitas vezes ela fica consternada por descobrir que a mente é como uma criança hiperativa de 2 anos, incapaz de ficar parada e repousar no momento presente por mais do que poucos minutos. Está o dia inteiro ocupada. Viaja para o passado, revivendo prazeres e dores. Dispara em direção ao futuro, fazendo uma centena de planos. Escapa para a fantasia, criando mundos imaginários que atendam a todos os nossos desejos. Meditadores iniciantes notam também as suas vozes interiores, que estão constantemente narrando, comparando e criticando, racionalizando. Nessa fase, as pessoas confessam que chegam a pensar em desistir de meditar. Sua mente parece mais barulhenta do que nunca! Assim que a mente começa a escapar da prática, os meditadores ficam cheios de autocrítica. Em vez de progredirem, parece que retrocedem.

É como se a mente estivesse disposta a brincar do jogo de aquietar-se só por um curto período. Quando ela percebe que estamos levando a sério a tarefa de deixá-la quieta e até de existir por períodos de tempo sem a sua direção constante, ela pode entrar em pânico e mover-se para lugar nenhum, como um *hamster* na gaiola. A mente entra em modo de autoproteção, tentando identificar a fonte do problema, julgando os outros e se autocriticando. Quando esses pensamentos e emoções negativos preenchem a mente, podem minar e eventualmente destruir a prática da atenção plena.

O exercício simples de três respirações pode ser um alívio. Pode interromper essa espécie de espiral descendente e renovar a prática. Pedimos à mente que descanse um pouco, que fique completamente quieta durante apenas três respirações. Como dificilmente se perde a conta de três respirações, podemos desfrutá-las. Após fazer três respirações, deixe a mente se soltar um pouco, depois focalize a atenção dela novamente em três respirações. À medida que a mente descansa cada vez mais no momento presente, ela se aquieta naturalmente. Então, sem esforço, podemos ficar presentes por outras três respirações, e depois por ainda mais outras três, até conseguirmos sentar com a consciência relaxada, aberta (ver páginas 223 a 226, sobre meditação sentada).

ENSINAMENTO

A mente não descansa nem durante a noite. Ela cria sonhos e processa o material diurno não digerido. Tanta atividade, tantas opções e possibilidades deixam a mente confusa, exausta. Assim como o corpo precisa de descanso regular, o mesmo acontece com a mente.

Descansar a mente em silêncio completo, em pura consciência, é devolvê-la à sua natureza original, ao seu estado natural. Este exercício de três respirações ajuda a romper o hábito de pensar compulsivamente. Não precisamos que a mente narre todos os acontecimentos da nossa vida. Não precisamos que ela comente internamente sobre tudo e todos os que encontramos. Essa narração e esses comentários nos impedem de simplesmente experimentar a vida como ela é.

A mente tem duas funções: pensamento e consciência. Um bebê recém-nascido não tem palavra nenhuma na mente. Vive na consciência pura. Quando aprende a falar, as palavras começam a encher a sua mente e a sua boca. Minha neta de 2 anos tagarela o dia inteiro só para praticar a sua nova habilidade de falar e se deleita com os sorrisos e os elogios que provoca nos adultos em volta. Aprender a falar é um passo necessário ao desenvolvimento, mas é também o início de uma mente que fala sem parar dentro da cabeça. Essa fala interna consome energia. A mente só repousa verdadeiramente quando conseguimos desligar a função do pensar e ligar a função da consciência. Em geral, é bom aguardar para fazer isso quando se tem pelo menos trinta minutos para meditar ou para se concentrar numa oração. No entanto, salpicar breves momentos de descanso mental ao longo do dia também é uma possibilidade. Quando a mente descansa, mesmo pelo curto período de três respirações, pode ficar revigorada e clara.

Buda comparou a mente desenfreada a um elefante selvagem. Sua força se dissipa quando ele corre a esmo, descontroladamente. Para aproveitar o poder do elefante, primeiro é preciso amarrá-lo a uma estaca. Isso é o que fazemos quando amarramos a mente à respiração. Assim, ensinamos o elefante a ficar parado. Ensinamos a mente a se esvaziar e ficar pronta, alerta mas relaxada, aguardando o que quer que aconteça em seguida.

Quando a mente muda do modo produtivo para o receptivo, voltamos à percepção pura da infância. Conseguimos nos conectar de volta com a Fonte ilimitada. Depois, rejuvenescida, a mente pergunta: "Por que não fazemos isso mais vezes?"

Conclusão: Receita de saúde — aquiete a mente durante três respirações. Repita conforme necessário.

17

Cruzar portas

Exercício: O apelido desta prática é "atenção plena das portas", mas, na verdade, esse exercício envolve trazer a consciência para o momento em que você passa de um ambiente para outro. Antes de passar por uma porta, pare, nem que seja por um segundo, e tome fôlego. Esteja ciente das singularidades que você pode vir a sentir em cada ambiente em que for entrar.

Parte desta prática implica prestar atenção em como você fecha a porta atrás de si quando entra num ambiente. É comum nos deslocarmos para um novo ambiente sem nos preocuparmos em sair apropriadamente do anterior — esquecemo-nos de fechar a porta ou batemos a porta para fechá-la.

LEMBRETE

Cole uma imagem bem chamativa — por exemplo, uma grande estrela — em todas as portas da sua casa. Lembre-se de colar também na porta do armário, da área de serviço, da garagem. Ou faça uma marca especial, como a letra *P* de "porta", no dorso da mão que você usa para abrir portas.

DESCOBERTA

Não desanime se inicialmente você não conseguir realizar essa tarefa. Das tarefas que vimos fazendo no mosteiro ao longo dos anos, essa é uma das mais difíceis. Você se pega caminhando em direção a uma porta, pensando: "Porta. Porta. Preste atenção quando atravessar a...." E de repente já está do outro lado, sem consciência de como passou. Depois de realizar essa tarefa uma ou duas vezes por ano, durante uma semana, aprimoramo-nos e tornamo-nos conscientes ao entrar num novo ambiente, mesmo quando não há porta servindo de limiar.

As particularidades de cada ambiente ficam mais óbvias quando você se desloca do interior para o exterior — por exemplo, de dentro de casa para o jardim, ao ar livre. Nesse caso, há mudanças evidentes na temperatura, na qualidade do ar, na luz, no cheiro, no som e até mesmo no tom do sentimento. Com a prática, podemos também detectar essas diferenças (embora sejam mais sutis) nos vários espaços internos — casa, garagem, escritório, supermercado etc. — pelos quais transitamos diariamente.

Uma pessoa usou um contador para registrar por quantas portas passava durante o dia — eram mais de 240! São muitos momentos potenciais de atenção plena. O exercício das portas parece estimular a criatividade e também novas tarefas. Por exemplo, alguém associou a prática de reparar em portas com o fechar e abrir da mente, observando quando uma cadeia de pensamento se encerrava e outra se iniciava. Ela ficou mais consciente do momento em que entrava em novos "cômodos" mentais durante a meditação. Outro aluno, que sempre teve o hábito de bater portas, se dedicou a fechá-las com delicadeza. Outro experimentou fazer com que a mente ficasse tão grande quanto cada novo ambiente em que entrava.

ENSINAMENTO

No mosteiro, muitas pessoas, inclusive eu, precisaram repetir essa tarefa durante várias semanas para conseguir prestar atenção em pelo menos metade das portas pelas quais passavam. Conseguimos melhorar quando alguém pendurou uma grande placa de acrílico na parte superior de um corredor meio escuro, perto de uma porta muito usada. Todos nós passávamos várias vezes por essa porta, incluindo a pessoa que tinha pendurado a placa! Incríveis as maravilhas que umas pancadinhas na testa podem fazer pela atenção plena.

Também ponderamos sobre a razão por que esse exercício era tão desafiador. Um estudante teve o seguinte *insight:* quando caminhamos na direção de uma porta, nossa mente se move para o futuro, para o que vamos encontrar e fazer do outro lado. Esse movimento da mente não é óbvio. É preciso observar atentamente para percebê-lo. Por um instante, a mente nos faz ficar inconscientes do que estamos fazendo no presente. Porém, a mente inconsciente ou semiconsciente é capaz de nos orientar na movimentação de abrir a porta e fazer nossa passagem com segurança.

Esse exemplo mostra que, durante boa parte do dia, nos movimentamos como sonâmbulos, navegando pelo mundo como que capturados num sonho. Esse estado semiconsciente é uma fonte de insatisfação (*dukkha*, em sânscrito), a sensação persistente de que algo não está certo, de que há uma distância entre nós e a vida como ela está acontecendo de fato. À medida que aprendemos a estar presentes, aos poucos essa distância desaparece, e a vida se torna mais intensa e gratificante.

Conclusão: Aprecie cada espaço físico e cada espaço mental que surgir.

18

Repare nas árvores

Exercício: Durante uma semana, tome consciência das árvores à sua volta. Há diversos aspectos que você pode observar — por exemplo, as diferentes formas (tronco grosso ou delgado, contorno harmonioso ou irregular), as diferentes alturas, tipos de galhos e cores e tipos de folhagem. Não deixe a mente começar a analisar; basta observar e apreciar as árvores. Se você mora numa área sem muitas árvores, preste atenção na vegetação que houver na região — moitas, arbustos, grama etc.

Uma boa hora para observar as árvores é ao dirigir, andar a pé ou olhar pela janela. Se tiver oportunidade, caminhe entre as árvores num parque, num bosque ou em ruas arborizadas. Olhe de perto as folhas e a casca do tronco. Conscientize-se de que as árvores estão respirando. O que elas expiram (oxigênio) é o que nós inspiramos. O que nós expiramos (dióxido de carbono) é o que elas inspiram.

LEMBRETE

Coloque uma foto ou o desenho de uma árvore no painel do carro ou nas janelas por onde você costuma olhar.

DESCOBERTA

É fácil deixarmos que as árvores se tornem "parte do papel de parede" em nossa vida. Tomamos como certa a presença delas e paramos de enxergá-las e distingui-las individualmente. Quando as observamos com atenção, fica logo evidente que as árvores estão em toda parte e que suas formas são complexas e variadas. Perceber a variedade de tons de verde nas árvores e plantas é por si só uma tarefa maravilhosa de atenção plena. Os artistas plásticos conseguem perceber outras cores além do marrom no tronco das árvores, como o roxo ou o laranja.

Fazendo esse exercício, passamos a observar como as árvores se transformam com as estações: onde moro, na primavera, apreciamos o verde-amarelado das delicadas folhinhas novas; no outono, os amarelos, alaranjados e vermelhos. No inverno, vemos o esqueleto das árvores, os diversos padrões de ramificação dos galhos e os ninhos de aves ou as casas de esquilos, feitas de folhas amontoadas, antes escondidas pela folhagem de verão. Passamos a ter curiosidade e a aprender os nomes das árvores.

Na floresta do mosteiro há um enorme plátano de cerca de 200 anos. É chamado de "Mansão Plátano", porque é o lar de milhares de criaturas, de samambaias a esquilinhos e centopeias. Ficamos imaginando tudo o que essa árvore já viu passar ao longo da vida — linces, musaranhos e cervos, índios, agricultores finlandeses e monges zen com suas vestes.

Para restaurar nossa conexão com as árvores, todo verão temos no mosteiro um retiro de silêncio que dura uma semana, em que cada pessoa escolhe uma árvore da floresta e se senta debaixo dela e com ela durante o dia e também à noite. Toda pessoa aprende alguma lição importante com essas horas de comunhão. Sempre que estou lidando com um problema complicado, vou para a floresta e sento encostada numa árvore. Faço uma fusão da minha consciência com a consciência da árvore, estendendo a imaginação desde as extremidades das raízes, enterradas fundo na terra úmida, até a pontinha das folhas mais altas, sopradas pela brisa. Então, peço o ponto de vista da árvore sobre o meu dilema. Sempre ajuda.

ENSINAMENTO

Dedicar plena atenção à nossa contínua relação de troca de respiração com as árvores e a vegetação verde pode gerar uma consciência vívida da nossa inter-relação com todos os seres. Exceto o botânico ou o arborista, a tendência é as pessoas não repararem muito nessas parceiras tão benfazejas que vivem espalhadas por todo lugar. Em geral, só reparamos num ser vivo se ele capta a nossa atenção ao fazer barulho, se mexer, olhar nos nossos olhos com emoção ou se mostrar perigoso; sem isso, deixamos de percebê-lo. Se as árvores desaparecessem, logo sentiríamos, porque nosso corpo iria se superaquecer, ficaríamos doentes e morreríamos. Uma árvore nova fornece uma sensação de resfriamento equivalente a dez condicionadores de ar do tamanho de uma sala. As árvores trabalham em conjunto conosco, inspirando o dióxido de carbono que expiramos e liberando oxigênio. Um hectare de árvores produz 10 toneladas de oxigênio por ano, o suficiente para manter 45 pessoas respirando satisfeitas.

Estudos mostram que olhar para uma paisagem com árvores durante alguns minutos, ou até mesmo olhar para imagens de árvores, pode reduzir a pressão arterial, relaxar a tensão muscular, diminuir o nível de medo e raiva, reduzir a dor, aliviar o estresse e encurtar o tempo de recuperação de uma cirurgia. Ao longo de 200 mil anos, os seres humanos evoluíram em estreita associação com as plantas e as árvores. Só a partir das últimas décadas é que a maioria das pessoas passou a morar, trabalhar e se deslocar em caixas fechadas — na verdade, passamos o dia todo em caixas fechadas. Nós sofremos quando perdemos a conexão com o poder nutritivo e de cura da natureza.

Certa vez, um botânico foi ao mosteiro para nos ensinar sobre as plantas que temos. Ele caminhava pelo jardim exclamando, alegre: "Puxa, um arbusto de mirtilos!"; "Nossa! Nunca vi um canteiro tão grande de amor-perfeito". Constatei que esse homem se sentia sempre entre amigos acolhedores, aonde quer que fosse. Na presença de seres cuja existência em si o alegrava, nunca estava só. Imagino que os observadores de pássaros sintam o mesmo, ou seja, estejam sempre na companhia de seres adoráveis.

Essa prática de abrir a consciência para os seres vivos ao redor pode ser um antídoto para a sensação generalizada de solidão que aflige tanta gente. Mesmo na cidade há animais, aves, plantas e insetos perto de nós. Dentro do nosso corpo há bilhões de seres vivos, a maioria deles benéfica. Sua vida está interligada com a nossa; eles são necessários à nossa saúde, e nós à deles. A solidão se instala quando ficamos ensimesmados, quando a mente se fecha em torno das preocupações do "eu, para mim, meu". Quando abrimos o coração para tomar consciência de todos esses seres aos quais estamos conectados, a solidão se dissipa.

Conclusão: Procure lembrar que existem incontáveis seres, incluindo as árvores, dando suporte a você, sempre. Você nunca está sozinho.

19

Descanse as mãos

Exercício: Várias vezes por dia, deixe as mãos relaxarem completamente. Pelo menos durante alguns segundos, deixe-as completamente paradas. Uma maneira de fazer isso é pousá-las no colo e então concentrar a atenção nas sensações sutis que acontecem nas mãos calmas.

LEMBRETE

Vire o mostrador do relógio para a parte interna do pulso. Se você não usa relógio, ponha uma fita ou um elástico em torno do pulso.

DESCOBERTA

As mãos estão sempre ocupadas. Se não estiverem ocupadas, estão um pouco tensas, prontas para trabalhar.

As mãos revelam o nosso estado mental de desconforto ou bem-estar. Muita gente tem gestos nervosos inconscientes, como esfregar ou torcer as mãos, tocar o rosto, tamborilar com os dedos, roer as unhas, estalar os dedos, girar os polegares. Quando as pessoas começam a aprender a meditar, muitas vezes acham difícil deixar as mãos paradas. Arrumam sem parar a posição delas e, se sentem uma coceirinha que seja, as mãos logo vão ao trabalho.

Quando relaxamos as mãos, o resto do corpo e mesmo a mente relaxam também. Relaxar as mãos é uma forma de aquietar a mente. Descobrimos que, quando as mãos estão tranquilamente pousadas no colo, conseguimos ouvir com mais atenção.

Ao fazer esse exercício, descobri que as minhas mãos agarram o volante quando dirijo. Agora já sei perceber se esse hábito inconsciente está acontecendo, e então relaxo a pegada. Percebi que posso segurar o volante de modo mais suave e ainda assim dirigir com segurança. Mas, quando estou com as mãos relaxadas, frequentemente dez minutos depois me dou conta de que elas retomaram o hábito e agarram a direção de novo. É por isso que chamamos de prática da atenção plena. Temos que repeti-la muitas vezes para realmente ficar sempre conscientes de algo. Praticamos, então revertemos para o comportamento inconsciente, depois ficamos conscientes de novo, em seguida praticamos de novo, e assim por diante.

ENSINAMENTO

Corpo e mente trabalham juntos. Quando aquietamos a mente, o corpo pode relaxar. Quando o corpo está tranquilo, a mente pode sossegar. A saúde de ambos melhora.

A realização das tarefas comuns da vida cotidiana não exige tensão. É um desperdício de energia. Existe uma meditação chamada "escanear o corpo", que ajuda a identificar qual tensão inconsciente está à espreita e, feito isso, suavizá-la ou dissipá-la. Funciona assim: você se senta calmamente e concentra a atenção numa parte do corpo de cada vez, começando pela cabeça. Quais são as sensações que percebe no couro cabeludo e no cabelo? Quando estiver ciente dessas sensações, tente perceber se você está prendendo a respiração ou tendo alguma tensão extra e procure delicadamente suavizá-la ou soltá-la, na expiração. Em seguida, passe para a testa, depois para os olhos e assim por diante, uma parte do corpo de cada vez. É interessante constatar quanta tensão acumulamos inconscientemente e em que partes do corpo.

Em geral, vivemos a maior parte da vida alternando entre dois modos. À noite, estamos deitados, dormindo relaxados. Quando o despertador toca, saímos da cama e alternamos para o modo diurno, posição vertical, tensos e alertas. Dificilmente, em nossa vida atribulada, estamos de pé *e* relaxados ao mesmo tempo. (Infelizmente, também há momentos em que estamos deitados, mas *nem* relaxados *nem* dormindo. Em vez disso, ficamos cismando, ansiosos, virando inquietos de um lado para o outro, sem conseguir dormir.)

Estar desperto, alerta e relaxado é um estado que eventualmente se experimenta num dia de folga. Você acorda mais tarde que o habitual, completamente descansado, fica mais um tempinho na cama, pensando em coisa nenhuma e sem nenhum compromisso à vista. Ouve os passarinhos e o caminhão do lixo, mas o corpo não está tenso, nem a mente. Minha mãe costumava chamar isso de "o intervalo, a melhor hora para refletir sobre coisas importantes". É verdade, esse é o melhor momento, porque a mente, desanuviada das preocupações com a sobrevivência do "eu, para mim e meu", consegue se aprofundar nas questões importantes. Na meditação, ampliamos esse intervalo de propósito. Deliberadamente nos mantemos alertas e com a postura ereta, ao mesmo tempo em que relaxamos. Não é fácil no início. Ficamos aflitos pensando que a meditação não está perfeita, que não vamos atingir a iluminação. Os ombros começam a doer de tensão. Ou então ficamos sonolentos, relaxados e quase caindo, até que um barulho nos assuste e nos acorde. Leva tempo para conseguir atingir o equilíbrio.

Conclusão: Lembre-se de relaxar as mãos, e, junto com elas, o corpo todo e a mente.

20

Diga "sim"

Exercício: Nesta prática, diga "sim" a tudo e a todos. Se tiver o impulso de discordar, pondere se é realmente necessário. Veja se é possível apenas assentir com a cabeça, ou não dizer nada, mas de um jeito simpático. Não havendo perigo para ninguém, diga sim a todos e a tudo o que estiver acontecendo na sua vida.

LEMBRETE

Coloque adesivos com a palavra "Sim" em lugares onde você vai vê-los, em casa e no trabalho. Escreva "Sim" no dorso da mão, para que possa ver essa palavra com frequência.

DESCOBERTA

Essa tarefa ajuda a enxergar com que frequência temos atitudes negativas ou do contra. Se você conseguir observar a sua mente quando alguém estiver falando, especialmente se a pessoa estiver pedindo que faça algo, conseguirá perceber os seus pensamentos formando defesas e contra-argumentos. É possível resistir à tentação de discordar verbalmente de uma questão sem importância? É possível enxergar as atitudes mentais e físicas em relação às coisas que surgem no dia a dia? O seu pensamento automático costuma ser "Ah, não"?

Nossa postura habitual de oposição pode assumir a forma de pensamentos ("Não concordo com o que essa pessoa está dizendo"), pode se revelar na linguagem corporal (tensionar a musculatura, cruzar os braços), na fala ("Que ideia estúpida") ou na ação (balançar a cabeça, revirar os olhos, ignorar uma pessoa que está falando).

Pessoas de certas profissões relatam achar essa prática difícil. Os advogados, por exemplo, são treinados para detectar falhas num contrato ou falhas no que uma testemunha ou outro advogado está dizendo. Os acadêmicos são treinados para analisar criticamente as teorias e as pesquisas uns dos outros. O sucesso no trabalho pode depender de uma "mente agressiva", mas, se você passa o dia inteiro cultivando essa atitude, pode ser difícil desligá-la ao chegar em casa.

Ao fazer esse exercício, um aluno observou que o "sim" externo pode não corresponder à real atitude interna de "não", e detectou que esse seu estado de espírito tenso ficava oculto. Outro homem descobriu que em geral responde às demandas colocando outras considerações na balança — a saber, todas as outras coisas que precisa fazer. Achou libertador simplesmente dizer "sim" e, assim, abandonar todos os esforços interiores envolvidos em tomar uma decisão. Sentiu-se generoso. Outra pessoa contou que dizer "sim" criou uma experiência de libertação, de seguir junto com o fluxo de quem entrava no seu escritório, em vez da resistência habitual. Essa tarefa pode ser modificada conforme as circunstâncias. Uma mãe pode sustentar um "sim" interior quando o filho quer pular em cima dos móveis, mas redirecionar a energia dele para o *playground*.

ENSINAMENTO

A tradição budista descreve três venenos da mente — cobiça, aversão e ignorância. Essa tarefa foi desenvolvida em especial para os alunos de zen particularmente afetados pela aversão, que costumam resistir a qualquer coisa que se solicite a eles e também ao que quer que a vida apresente. Sua resposta inicial e inconsciente a qualquer coisa que se peça é "não", expressa tanto na linguagem corporal como em voz alta. Às vezes, o "não" é expresso como "sim, mas...", e às vezes é camuflado numa linguagem racional, mas, ainda assim, é um padrão consistente e persistente de oposição.

Pessoas que estão presas na aversão muitas vezes tomam decisões importantes na vida para se afastar de algo que consideram negativo, e não para se dirigir a um objetivo positivo. São reativas, e não pró-ativas. "Cortaram a luz porque meus pais não pagaram a conta em dia. Não quero isso para mim, vou estudar para ser contador" em vez de "Quero me tornar contador porque amo os números".

Quando os monges iniciam sua formação nos mosteiros japoneses Soto Zen, são informados de que a única resposta aceitável para qualquer coisa que sejam convidados a fazer no primeiro ano de formação é: "*Hai!*" ("Sim!"). Trata-se de um treinamento poderoso. Atravessa as camadas de aparente maturidade e chega à criança desafiadora de 2 anos ou ao adolescente que existe dentro de cada um.

Não expressar oposição ajuda a abandonar pontos de vista egocêntricos e a ver que a nossa opinião pessoal não é realmente tão importante, afinal. É surpreendente como muitas vezes o fato de discordarmos de outra pessoa não tem real importância e serve apenas para aumentar o nosso sofrimento e o sofrimento daqueles que nos rodeiam. Dizer "sim" pode ser energizante, pois a resistência habitual drena a nossa energia vital de forma persistente.

Conclusão: Cultive uma atitude interna de "sim" à vida e a tudo o que ela traz a você. Isso poupa muita energia.

21

Procure a cor azul

Exercício: Torne-se consciente da cor azul onde quer que ela apareça no seu ambiente. Busque não só os exemplos óbvios, como o céu, mas também as aparições sutis e as diversas variações de azul.

LEMBRETE

Faça uma marquinha com caneta azul no dorso da mão ou na parte interna do pulso. Cole quadradinhos de papel azul pela casa, em lugares onde você vai vê-los: nas portas em geral, na porta da geladeira, no espelho do banheiro e assim por diante.

Quando você notar um desses lembretes, pare por um momento e procure a cor azul em volta. Pode ser qualquer tonalidade de azul e algo de qualquer tamanho, desde um pontinho até uma grande extensão.

Isso pode ajudar a suavizar o olhar e a "convidar" a cor azul a aparecer.

DESCOBERTA

Esse exercício foi sugerido por um aluno que é artista, portanto, muito consciente das cores. Quando nos reunimos depois de uma semana fazendo essa prática, ele contou que enxerga azul em todas as cores. Roxo, verde, marrom, até o preto tem um brilho azulado. A maioria do grupo tinha identificado a cor azul em diversos lugares inesperados. Há muitos azuis, dos sutis aos óbvios. Suavizar o olhar traz luminosidade para todas as cores e formas.

Em alguns idiomas, a palavra para designar verde e azul, ou preto e azul, é a mesma. Em japonês, por exemplo, há uma antiga palavra e caractere para o azul (*aoi*), mas uma palavra distinta para designar o verde (*midori*) só entrou em uso mais tarde, no período Heian, passando a constar nos materiais didáticos apenas depois da ocupação americana, após a Segunda Guerra Mundial. Em outras línguas, como o grego, há vocábulos para diferentes tons de azul — *thalassi* para o azul do mar, *ourani* para o azul do céu, *galzio* para o azul-claro, e assim por diante.

Há quem relate que, quando se lembra de procurar em volta a cor azul, parece que ela salta aos olhos. Os objetos azuis parecem destacar-se, como se ficassem mais tridimensionais. Essa tarefa também inaugura uma maneira renovada de apreciar o céu, a enorme taça de azul que passa despercebida praticamente o tempo todo, embora em geral ocupe grande parte do nosso campo visual. O céu azul luminoso está sempre sobre a nossa cabeça, mesmo quando está nublado ou chovendo. É possível perceber isso viajando de avião, quando a aeronave paira acima das nuvens baixas e um sol brilhante aparece.

ENSINAMENTO

Quando nos lembramos de abrir a consciência para a cor azul, parece que ela fica mais viva e mais onipresente. É claro que isso não acontece de fato. Os azuis sempre foram e sempre serão nítidos e luminosos. Mas somente quando fazemos esse exercício de atenção plena é que nos conscientizamos de que o azul está em todo lugar, onipresente em nossa vida.

Como saber se o que vejo e chamo de azul é a mesma coisa que o outro vê? Cada um vive em seu próprio mundo, e ninguém consegue realmente entrar ali ou experimentá-lo plenamente. Mesmo as experiências de gêmeos idênticos são únicas. Você é a única pessoa que enxerga o azul do jeito que enxerga. Da mesma forma, essa sua vida específica de agora nunca vai acontecer de novo — e você é a única pessoa que pode vivê-la plenamente.

Os budistas tibetanos descrevem a nossa natureza essencial como o céu — vasta, luminosa e clara. A meditação ajuda a recuperar essa mente ilimitada, que é capaz de jogar luz e ver em profundidade qualquer coisa que colocamos sob o foco dela. Clarear a mente é semelhante à nossa experiência cotidiana com telas de computador. Ficamos totalmente absorvidos no mundo atraente e complexo que está na tela. Durante um tempo, aquilo é a nossa realidade inteira. Aí, de repente, algo nos puxa para longe da tela — uma pessoa de carne e osso para e começa a conversar. Um "protetor de tela" então assume a tela do computador e passa a exibir uma imagem, talvez a foto de um céu azul luminoso com algumas nuvens brancas. De repente, nossa consciência se expande e somos levados para além do estreito mundo daquela telinha reluzente de palavras, imagens e sons.

Quando você estiver preso na atraente e complexa tela interna da mente, precisa se lembrar de que existe uma alternativa. Você pode "minimizar" essa janela que está aberta no momento, reduzindo-a a um pequeno ícone na parte inferior da tela mental, e abrir o sereno céu azul da mente inerentemente clara e sem fronteiras. Alguns pensamentos se movem pela tela, como nuvens brancas esparsas. Você é alçado do estreito mundo do "eu, para mim, meu" para um lugar de tranquilidade. E, sempre que desejar, pode clicar no ícone para voltar a "maximizar" a janela dos seus planos e das suas preocupações.

Do mesmo jeito que o céu azul está sempre acima da nossa cabeça mesmo quando não o vemos, assim é com a nossa Natureza Original perfeita. Mesmo quando nosso estado mental está nublado e nossas emoções estão chuvosas, nossa Natureza Original está sempre lá, brilhando dentro de nós e de todas as coisas.

Conclusão: É possível soltar-se da prisão escura e estreita da mente autocentrada e encontrar a liberdade no luminoso céu da mente.

22
A sola dos pés

Exercício: Sempre que possível ao longo do dia, leve a consciência para a sola dos pés. Conscientize-se das sensações da planta de cada pé, como a pressão exercida pelo chão, pelo calor ou pelo frio. É especialmente importante fazer isso sempre que você notar que está ficando ansioso ou aborrecido.

LEMBRETE

O método clássico para se lembrar de fazer essa tarefa é colocar uma pedrinha no sapato. A forma menos dolorosa, embora provavelmente menos eficaz, é colocar avisos com a palavra "Pés" em lugares onde você possa vê-los ou colar recortes de pegadas no chão, em locais apropriados. Você pode ainda configurar o seu celular ou despertador para tocar a intervalos determinados ao longo do dia — sempre que o alarme soar, leve a consciência para a sola dos pés.

DESCOBERTA

Pessoas que fizeram essa prática de atenção plena relataram que normalmente andavam sem prestar muita atenção nos pés, a não ser que começassem a doer, ou quando tropeçavam. Quando se pegavam pensando, deslocavam a consciência da cabeça para os pés, e assim a mente se aquietava. Isso provavelmente ocorre porque a sola do pé fica no extremo oposto da cabeça, onde temos o costume de achar que o nosso eu está localizado. Temos uma identificação íntima com os nossos pensamentos e damos grande importância à mente/cérebro. Inconscientemente, muita gente enxerga o corpo como um simples funcionário do cérebro — o corpo tem pés para proporcionar o deslocamento da mente, que exerce o comando, e mãos para pegar as coisas que a mente acha que quer, como um sorvete de chocolate, por exemplo.

No mosteiro, muitas vezes iniciamos as refeições sentados em silêncio e levando a consciência para a sola do pé. Isso ajuda a trazer a atenção plena para o ato de comer. Descobrimos também que, quando estamos conscientes da planta dos pés, o equilíbrio melhora e nos sentimos mais estáveis.

Nas artes marciais e na ioga, é fundamental estar consciente dos pés e ampliar mentalmente a sensação de conexão com a terra, de enraizamento na terra. Isso gera estabilidade física e serenidade mental. Quando estamos ansiosos, a mente fica mais ativa (como um *hamster* girando numa roda de exercício), tentando descobrir como escapar do desconforto físico ou mental. Ao fazer esse exercício, as pessoas descobrem que, quando levam a consciência para todas as minúsculas sensações da sola dos pés, o fluxo constante de mudanças nas sensações físicas preenche a mente tão completamente que não há espaço para pensar. Elas se sentem menos pesadas, mais ancoradas, com menos chance de ser arrastadas por pensamentos e emoções. Deixar a consciência descer até a sola dos pés limpa a mente e dissipa as nuvens de ansiedade.

ENSINAMENTO

A mente gosta de pensar. Se não estiver pensando, acha que está falhando no seu trabalho de nos guiar e nos proteger. Mas, quando a mente fica hiperativa, acontece o oposto. Ela passa a nos orientar de forma estridente, até cruel, e suas advertências constantes nos enchem de ansiedade. Como fazer para colocar a mente pensante no seu devido lugar e com a perspectiva adequada? Temos que deslocar a mente do pensar para a consciência, começando com a conscientização total do corpo.

Um aspecto essencial da prática zen é a meditação andando, chamada *kinhin*. Fazemos essa caminhada descalços, para sentir melhor as sensações na sola dos pés. A meditação andando ajuda a levar o corpo/mente sereno da meditação sentada para o mundo movimentado do dia a dia. Caminhar em silêncio é uma ponte entre um lado da meditação — sentado silenciosamente em pura consciência — e o outro, que fala e se movimenta. Não é tão fácil manter a mente quieta durante a caminhada. Qualquer movimento do corpo parece produzir movimento na mente.

Você pode propor a si mesmo um desafio: será que consigo manter a mente focada na sola dos pés por uma ou duas voltas ao redor da sala? Ou durante todo o trajeto de uma caminhada a pé, ao ar livre? Ou daqui até a esquina?

Conclusão: Se praticado regularmente, o exercício de levar a consciência para a sola dos pés gera estabilidade mental e serenidade emocional.

23

Espaço vazio

Exercício: Sempre que puder, transfira a sua consciência dos objetos para o espaço que os rodeia. Por exemplo, quando se olhar no espelho, observe o espaço em torno da imagem da sua cabeça. Numa sala, em vez de reparar nos móveis, nas pessoas e nos objetos, observe o espaço vazio.

LEMBRETE

Coloque quadrados de papel em branco ou lembretes com a palavra "Espaço" em lugares onde você possa vê-los.

DESCOBERTA

Normalmente, estamos sempre focados em objetos. Dentro de uma casa, prestamos atenção nas pessoas, nos animais, móveis, eletrodomésticos, pratos e assim por diante. Ao ar livre, também mantemos essa visão estreita, focando edifícios, árvores e plantas, veículos, animais, estradas, sinais e pessoas. É preciso algum esforço para conseguir transferir a consciência para o espaço em volta dos objetos. Abrir a mente para esse espaço é, de alguma forma, repousante. Será que a nossa ansiedade está ligada aos objetos?

Essa atividade pode ser uma ferramenta poderosa de conscientização, se for praticada com regularidade. Uma aluna comentou que fazer *ikebana*, a arte japonesa de arranjos florais, ajudou-a a apreciar os espaços vazios. "Estou aprendendo a ver o espaço, que é tão importante quanto o objeto no espaço. O espaço evita que tudo fique misturado de forma indistinta e ajuda a revelar a beleza das folhas, dos ramos e das flores." Da mesma forma, o espaço vazio na mente impede que ela fique tomada por uma confusão de pensamentos e revela a simplicidade e a beleza de tudo o que vemos. Outra pessoa acrescentou: "Quando olhei para o espaço em volta de um objeto, de repente ele ficou destacado e mais vívido. Vi também que a função das cadeiras e de muitas outras coisas existe na relação com o espaço vazio". E outro aluno: "Era como se tudo fosse contínuo, conectado pelo espaço, e como se tudo estivesse em meditação comigo".

Um estudante ficou com lágrimas nos olhos ao descrever sua experiência. "Quando me lembrava de ficar ciente do espaço, era como se as paredes se expandissem e houvesse mais espaço em torno de tudo. Procurei aplicar isso aos meus pensamentos, e de repente tinha espaço em torno deles também. Meu senso de 'eu sou' sumiu — era apenas um pensamento sustentado num espaço aberto. Mas aí a minha mente disse: 'Uau!', e o sentido pesado do 'eu' se agregou de novo." Uma senhora ficou surpresa de achar espaço em torno das suas emoções e perceber que ela própria, em si, não é nem seus pensamentos nem suas emoções.

ENSINAMENTO

Nossa identidade está atrelada a objetos, objetos que reforçam a noção do eu. "Sou colecionador de livros", "Tenho o *video game* que acabou de ser lançado", "Tenho quadros de artistas importantes na minha parede", "Tenho cinco gatos". O dia todo despendemos tempo interagindo com os objetos. Nosso desejo é dirigido às coisas, aos animais e às pessoas que queremos que ocupem o espaço à nossa volta. Raramente recuamos a fim de enxergar o fundo, o espaço vazio que compõe a maior parte de um ambiente, edifício ou de uma paisagem. Quando conseguimos transferir a nossa consciência para o espaço em torno dos objetos, a sensação é de alívio.

É igualmente importante perceber o espaço que existe dentro da mente. Quando nos soltamos dos pensamentos e mantemos a conscientização no chão da mente, sob os pensamentos, há uma sensação imediata de alívio. O sofrimento está ligado aos objetos, ao desejo de obtê-los, mantê-los, mudá-los ou livrar-se deles. Sempre que nos apegamos fortemente aos objetos, sejam eles físicos ou mentais, tais como pensamentos e emoções, abraçamos as sementes do sofrimento. Se conseguirmos nos desapegar, reverter o foco e tomar consciência do vazio de fundo, das possibilidades, poderemos evitar que o sofrimento e a tristeza cresçam dentro de nós.

Alguns místicos cristãos chamam Deus de "o Solo do Ser". Descansar nesse solo dá a sensação de ter encontrado o caminho de volta para casa. Essa é a consciência que tínhamos antes de nascer e durante uns poucos meses após nascermos — antes de as palavras, ideias e emoções começarem a preencher e anuviar a mente. Meditação e oração aquietam a mente e nos levam de volta a esse solo original.

Conclusão: Deixe a mente ficar espaçosa. Não se distraia nem se engane com o conteúdo dela.

24

Uma garfada de cada vez

Exercício: Esta é uma prática de atenção plena para você fazer sempre que estiver comendo. Depois de levar uma porção de comida à boca, coloque o talher de volta no prato. Mantenha a atenção no interior da boca até ter mastigado e engolido todo o bocado de comida. Só então pegue o talher de novo e leve outra porção de comida à boca. Se estiver comendo com as mãos, entre uma mordida e outra coloque de volta no prato o sanduíche, a fruta, o pedaço de pão.

LEMBRETE

Nos ambientes onde você costuma comer, coloque avisos como "Uma garfada de cada vez" ou imagens de colher ou garfo com a legenda "Talher no prato".

DESCOBERTA

Essa é um das práticas mais desafiadoras para comer de forma consciente que fazemos no mosteiro. Quando experimenta fazer esse exercício, a maioria das pessoas descobre que tem o hábito de "empilhar" garfadas (ou colheradas) na boca. Ou seja, a pessoa ingere uma porção de alimento, para de prestar atenção enquanto pega mais comida com o talher e abocanha uma segunda garfada antes de ter engolido a primeira. Muitas vezes, a mão fica pairando no ar, com uma nova garfada a meio caminho da boca, enquanto a anterior ainda está sendo mastigada. As pessoas descobrem que, no momento em que a mente divaga, a mão assume o controle novamente e coloca novas porções de alimento sobre outras ainda parcialmente processadas. É incrível como essa tarefa simples pode ser difícil. É preciso tempo, paciência, persistência e senso de humor para mudar hábitos muito arraigados.

A absorção do alimento pode começar na boca se você o mastigar bem, permitindo que se misture com a saliva, que contém enzimas digestivas. Quanto mais cedo começar a absorção, mais cedo os sinais de saciedade serão enviados ao cérebro, e mais cedo você se sentirá satisfeito. Quanto mais cedo você se sentir satisfeito, mais noção terá da quantidade apropriada de alimento que deve pegar e ingerir.

Pousar o talher no prato entre uma garfada e outra costumava fazer parte da educação de boas maneiras. Isso neutraliza a tendência de querer devorar a comida. Depois de fazer esse exercício, uma pessoa exclamou: "Acabei de descobrir que eu não mastigo. Engulo a comida quase inteira, na impaciência de querer enfiar a próxima garfada na boca!" Ela precisou se perguntar: "Por que tenho tanta pressa de terminar a refeição, se gosto tanto de comer?"

ENSINAMENTO

Na verdade, esse é um exercício de como tomar consciência da impaciência. Comer depressa, empilhando uma garfada em cima da outra, é um exemplo específico de impaciência. Realizar essa atividade pode nos fazer notar quando a impaciência surge em outros aspectos e ocasiões da vida. Você fica impaciente quando tem que esperar? Procure se perguntar: "Por que tenho tanta pressa em percorrer logo o caminho da vida se gosto tanto de aproveitá-la?"

Desfrutar um alimento aos poucos ou um gole de água por vez é uma forma de experimentar um momento de cada vez. Já que em média as pessoas fazem três refeições por dia e tomam pelo menos três copos de água, temos oportunidades constantes de atenção plena. Comer é naturalmente prazeroso, mas, quando comemos depressa e sem consciência, não experimentamos esse prazer. Várias pesquisas mostram que, ironicamente, as pessoas comem seus alimentos favoritos mais depressa do que aqueles de que não gostam! Os comedores compulsivos relatam que continuam comendo sem parar no esforço de recriar o prazer da primeira mordida. Como os receptores gustativos se "cansam" rápido, é algo que nunca acontece.

Quando a mente está ausente, pensando no passado ou no futuro, não saboreamos a comida plenamente. Mas quando a consciência repousa na boca, quando estamos totalmente presentes ao comer e diminuímos o ritmo, fazendo uma pausa entre cada garfada, cada bocado de alimento levado à boca pode ser como o primeiro, rico e cheio de sensações interessantes.

Buscar prazer sem atenção é como perpetuamente andar numa esteira ergométrica. A prática da atenção plena faz o prazer florescer em milhares de pequenos momentos da vida.

Conclusão: A festa na boca só acontece se a mente for convidada a participar.

25
Desejos infinitos

Exercício: Sempre que possível, tome consciência do despertar do desejo no decorrer do dia.

LEMBRETE

Coloque papeizinhos em locais estratégicos com a pergunta: "Qual é o meu desejo neste exato momento?"

DESCOBERTA

Muitas pessoas relatam que, antes de fazer esse exercício, sempre pensavam no desejo como algo ligado à comida ou ao sexo. No entanto, um aluno descobriu, depois de fazer o exercício por um dia inteiro, que o desejo surge o tempo todo, desde a hora de acordar até o último momento consciente antes de dormir. Quando o despertador toca, vem o desejo de mais sono. Caminhando para a cozinha, o desejo de tomar café. À noite, o desejo de deitar na cama. E assim por diante. Muita gente fica chocada ao se descobrir como uma massa de desejo mal disfarçada de "racionalidade".

A tirania do desejo nos domina muito cedo na vida. Meia hora depois do café da manhã, minha neta de 2 anos pode estar alegremente brincando no balanço do jardim, quando, de repente, seu rostinho se fecha numa carranca, e ela declara: "Quero sorvete!" Um pouco mais tarde, será: "Quero biscoito!" Ela também aprendeu que dizer "Eu preciso de tal coisa..." tem mais poder do que "Eu quero..." para conseguir que seus desejos sejam satisfeitos. Ela é tão transparente que dá para ver as nuvens de desejo passando e escurecendo a sua mente ensolarada. É preciso uma boa dose de determinação adulta e artimanhas para distraí-la e desembaraçá-la dos tentáculos do desejo.

Todo mundo sabe que o desejo pode grudar na gente como um carrapicho. Não somos muito diferentes das crianças. Se estivermos caminhando alegremente pelo *shopping* e de repente sentirmos o aroma de churros no ar, dá para sentir o desejo surgir e começar a "fazer manha", a negociar e racionalizar dentro da nossa mente. É preciso determinação para interromper o argumento interior e mudar o fluxo mental para algo mais salutar.

ENSINAMENTO

Não há nada de intrinsecamente errado com o desejo. O desejo nos mantém vivos. Se não tivéssemos desejo de comer, beber ou dormir, morreríamos logo. Se não tivéssemos desejo de sexo, não existiriam pessoas no mundo, nem Buda, nem profetas, nem Jesus. Por exemplo, não há nada de errado em desejar comida quando você está com fome e apreciá-la ao comer. Porém, se depois de comer nos apegamos a esse prazer e à comida que nos trouxe prazer, iniciamos o caminho para o sofrimento. "Esse sorvete estava delicioso, quero outra taça bem grande." Ou: "Trabalhei duro, mereço outra taça de sorvete".

Observar com que frequência o desejo surge no decorrer de um dia faz com que ele saia do reino do inconsciente, onde nos controla e dirige nosso comportamento sem nos darmos conta. "Eu quero/preciso/mereço uma taça de sorvete" em breve se torna: "Como é que eu fui engordar cinco quilos?" "Estou me sentindo muito solitário e quero/preciso/mereço alguém que me ame" se torna: "Como é que eu vim parar na cama dessa pessoa?" Quando o desejo é trazido para o campo aberto da consciência, podemos enxergá-lo e tomar decisões conscientes sobre se satisfazê-lo é salutar ou não.

Parte da razão de o desejo ser tão potente é que ele nos faz sentir-nos vivos. Quando a mente se fixa em algo que deseja, viramos caçadores fixados na presa, alertas e energizados. Se você está pensando em comprar um carro, começa a reparar em carros em toda parte. Fala com amigos e vendedores sobre o assunto, procura as melhores ofertas na internet. Por fim, compra o carro. Fica realizado ao dirigir o carro novo por aí. Mas quanto tempo dura esse prazer? Algumas semanas ou meses, no máximo. Aí o carro passa a ser apenas um carro, e você começa a procurar outra coisa, talvez um computador novo. O desejo em si pode ser prazeroso, e o desejo satisfeito pode ser decepcionante; essa é uma das razões pelas quais as pessoas estão sempre à caça, seja de um carro novo, de um novo parceiro ou de um agrado ao paladar. Essa inquietação é fonte de grande sofrimento e insatisfação.

Conclusão: Quando se sentir infeliz, descubra a que você está se apegando e liberte-se disso.

26
Estude o sofrimento

Exercício: Ao longo do dia, preste atenção no fenômeno do sofrimento. Como você o detecta em si ou nos outros? Onde ele é mais óbvio? Quais são as formas mais leves? Quais são as formas mais intensas?

LEMBRETE

Em lugares apropriados, coloque avisos dizendo: "Estude o sofrimento", ou fotos de uma pessoa que esteja com uma expressão infeliz.

DESCOBERTA

O sofrimento está em toda parte. Percebemos isso no rosto ansioso das pessoas, na voz delas, no noticiário. Ao estudar o sofrimento, conseguimos ouvi-lo em nossos pensamentos, senti-lo em nosso corpo, vê-lo no nosso rosto refletido no espelho. Muitas vezes, as pessoas começam esse exercício pensando nas formas extremas e óbvias do sofrimento, como a morte de uma pessoa amada ou crianças vítimas de guerras. À medida que a tarefa promove uma conscientização maior, elas constatam que o espectro de sofrimento vai da ligeira irritação e impaciência à ira ou tristeza esmagadora.

Estamos expostos ao sofrimento não só das pessoas, mas também dos animais. Somos testemunhas do sofrimento de nossos entes queridos e de desconhecidos na rua. O sofrimento é despejado em nosso coração e na nossa mente através do rádio, da tevê e da internet.

Existe uma diferença entre dor e sofrimento. Dor é a sensação física desagradável experimentada por todos os corpos humanos — na verdade, por todos os seres sencientes. Sofrimento é o pesar, a aflição mental e emocional que se soma a essas sensações físicas. Buda estudou o sofrimento meticulosamente por sete anos e descobriu que a dor física é inevitável, mas o sofrimento acrescentado pela mente é opcional. Na verdade, só é opcional se você tiver boas ferramentas para trabalhar com a mente e as usar constantemente.

Por exemplo, quando você está com dor de cabeça, pode pensar: "Nada de mais, estou com um desconforto temporário nessa área do corpo". Ou então:

"É a segunda dor de cabeça que eu tenho esta semana." (arrastando o passado para o presente)

"Aposto que vai piorar, como da última vez." (prevendo e talvez criando episódios futuros)

"Não vou aguentar." (mas, na realidade, você já deu conta disso antes e vai dar conta de novo)

"O que tem de errado comigo?" (nada, você é um ser humano com um corpo)

"Será que tenho um tumor no cérebro?" (é extremamente improvável, mas a sua dor de cabeça pode piorar muito se você ficar se preocupando com isso)

"Deve ser estresse do trabalho. Esse meu chefe é impossível..." (tentando botar a culpa em alguém)

O sofrimento mental ajuda a curar a dor física? Não, só a torna mais forte e prolongada. É assim que se transforma um simples desconforto físico temporário numa massa de sofrimento.

ENSINAMENTO

O sofrimento traz alguns benefícios. Se nunca experimentamos sofrimento, deixamos a vida correr, sem motivação para mudar. Parece bastante verdadeiro o fato de que, quanto mais infelizes estamos, mais motivação temos para mudar.

Se pudermos impedir a mente de surtar, especulando e cismando com desastres, procurando alguém para culpar pela nossa angústia, poderemos ficar só com a experiência dos aspectos físicos do que chamamos de "dor". Se ficarmos apenas com a experiência da dor, investigando-a de fato, identificando todas as suas qualidades, ela poderá se tornar bem interessante, em vez de algo "insuportável". Qual o tamanho do foco dessa dor? Está localizada exatamente onde — acima ou abaixo do crânio? Qual a sua textura — afiada, maçuda, espinhosa ou lisa? Se tivesse uma cor, qual seria? É constante ou intermitente? É comum as pessoas relatarem descobertas interessantes quando param de resistir à dor e passam a investigá-la dessa maneira. A resistência deixa a dor trancada do lado de dentro. Quando não acrescentamos estresse mental e emocional ao simples desconforto físico, a dor fica livre para mudar e até mesmo se dissipar.

O sofrimento também faz nascer a compaixão em nosso coração. Quando o meu primeiro filho nasceu, junto gerou-se uma nova consciência da fragilidade da vida, e eu chorei por todas as mulheres desconhecidas do mundo cujos filhos morreram. Quando estamos com dor ou sofrendo, esse é o momento perfeito para mudar a direção da nossa consciência de dentro para fora e fazer a prática da bondade amorosa para com todos os que estão sofrendo do mesmo jeito que nós. Por exemplo, se você estiver gripado, pode dizer: "Que todos aqueles que estão de cama hoje, inclusive eu, fiquem bem. Que todos possamos descansar bastante e nos restabelecer logo".

Da mesma forma que estar doente ajuda a valorizar a boa saúde, quando nos tornamos conscientes de muitos tipos de sofrimento também ficamos mais conscientes do seu contrário, das várias fontes simples de felicidade — os cílios perfeitos de um bebê, o cheiro das primeiras gotas de chuva numa estrada poeirenta, os fachos oblíquos da luz do sol numa sala silenciosa.

Conclusão: O sofrimento nos dá motivação para mudar. Depende de nós o fato de a mudança ser positiva ou negativa. O sofrimento nos dá também o dom da compaixão por todos os que sofrem como nós.

27

Andar de um jeito divertido

Exercício: Várias vezes por dia, principalmente quando o seu estado de espírito não estiver dos melhores, ande de um jeito bobo, engraçado. Os mais fáceis são: andar para trás, pular ou pular num pé só.

Observe o que acontece com o seu humor ou estado de espírito quando você anda de um jeito divertido.

LEMBRETE

Coloque um pedacinho de fita adesiva colorida na ponta do sapato. Sempre que reparar nele, avalie o seu estado de espírito e dê uma classificação de 1 a 10 (sendo 1 para "infeliz" e 10 para "muito feliz"). Em seguida, caminhe de um jeito engraçado por alguns instantes e avalie-se novamente. Alguma alteração?

Se precisar de inspiração, procure na internet um esquete do grupo britânico de comediantes Monty Python chamado "The Ministry of Silly Walks" [O ministério dos caminhares tolos].

DESCOBERTA

Essa atividade foi inspirada no esquete "The Ministry of Silly Walks", do Monty Python. Uma vez, depois de tê-lo visto, estávamos brincando, inventando jeitos diferentes de andar. Descobrimos que caminhar de um jeito meio atrapalhado é uma das maneiras mais rápidas de mudar o próprio humor e o humor de quem estiver vendo. Proponha essa brincadeira a seus filhos quando eles estiverem mal-humorados!

Conseguir alterar estados mentais que estão propensos à negatividade ou à depressão é uma habilidade vital. Mas, até você se tornar perito em usar a mente para mudar um estado mental, muitas vezes terá que recrutar a ajuda do corpo. O andar divertido funciona porque, como dizemos no zen, o corpo e a mente não são dois. Não são separados ou independentes um do outro.

ENSINAMENTO

Não dá para depender dos outros, ou de fatores externos, para superar as emoções difíceis. E por que não? Primeiro, porque nenhuma outra pessoa pode sentir ou saber de fato o que se passa em nosso coração. Além disso, as pessoas são o que Buda chamou de "as coisas condicionadas". Isso significa que são temporárias, mudam, desaparecem ou morrem. Podem não estar disponíveis na hora em que você mais precisa, por exemplo, quando sente pânico antes de uma prova importante ou angústia depois de uma entrevista de trabalho difícil.

Buda aconselhou a seus seguidores: "Sejam uma luz para si mesmos". Isso significa que você pode aprender a acender a luz brilhante da sua mente desperta e usá-la para olhar objetivamente o que está acontecendo nos mecanismos do seu eu. Com o auxílio dessa luz clara, você pode observar como e quando o "pequeno eu" não está funcionando bem e aprender a consertá-lo.

Quando você aprende a sair de um humor não salutar por conta própria, deixa de ser vítima das suas emoções e dos seus pensamentos cambiantes e se torna aquilo que o zen chama de "dono ou dona da casa". Com a prática assídua, é possível adquirir confiança na sua capacidade de mudar os pensamentos e ânimos conforme a situação exigir. Então, o medo que temos das mudanças constantes e imprevisíveis começa a se dissipar. Dá para sentir o gosto da verdadeira libertação — a libertação da tirania da mente e suas emoções flutuantes.

Esse exercício incentiva a sermos mais leves, a não nos levarmos tão a sério. Andar de um jeito bobo faz a mente parar de se preocupar conosco, com os nossos impasses, e muda a nossa perspectiva. O mestre budista japonês Shonin disse que nós, seres humanos, somos "seres tolos e ignorantes". Quando reconhecemos a nossa própria insensatez, quando estamos dispostos até mesmo a ser tolos, muitas possibilidades se abrem.

Conclusão: Você pode aprender a superar o mau humor e os pensamentos negativos por conta própria, sem envolver equipamentos ou dinheiro. Como qualquer habilidade, é preciso tempo e muita prática.

28
Água

Exercício: Abra a sua consciência para a água em todas as formas, dentro e fora do seu corpo e da sua casa. Conscientize-se da fluidez dos alimentos, das bebidas e do seu ambiente.

LEMBRETE

Escreva a palavra "água" ou coloque imagens de gotas em lugares estratégicos. Tigelinhas cheias de água podem ser uma alternativa.

DESCOBERTA

Ao fazer esse exercício, percebemos que a água está em toda parte. Dentro de nós, na saliva, nas lágrimas, no sangue, na urina, no suco gástrico, no fluido das articulações e nas secreções sexuais. Somos 70 por cento feitos de água; sem ela seríamos uma pequena pilha de sais e células secas. Sem ela morreríamos em poucos dias. Ingerimos água o dia todo, no chá e nas frutas, em saladas verdes e em sopas. Fora de nós, ela está nas poças d'água, no solo úmido, nas folhas, no orvalho e no esguicho do limpador de para-brisa. Acima da nossa cabeça, está nas nuvens. Sob os nossos pés, ela corre na terra, nos esgotos, nos canos e nos aquíferos profundos.

Quando abrimos a consciência para a água, percebemos que ela é uma substância milagrosa. É transparente, mas pode assumir infinitas cores. Amolda-se a qualquer recipiente. É um vapor invisível que inspiramos e expiramos sem nem perceber, é um líquido transparente que derramamos garganta abaixo com gratidão, são flocos brancos cristalinos que cobrem a feiura que os seres humanos são capazes de criar ou é um sólido escorregadio que nos deixa apreensivos ao andar ou dirigir.

Normalmente, não prestamos atenção na água, exceto quando surge algum problema — o fornecimento é interrompido, o vaso sanitário transborda, o caminho para o trabalho fica inundado. Nos países desenvolvidos, bebe-se água tratada sem pensar no seu valor. Buda, que viveu mais de 2.500 anos atrás, num país quente e com condições sanitárias muito precárias, falou da água limpa para lavar e beber como sendo uma das maiores dádivas. Existe uma preocupação crescente com o fato de que a oferta mundial de água vai acabar. Ainda há muita gente no mundo sem água potável. Será que temos a capacidade de apreciar essa dádiva de sustentação da vida, que a terra e o céu nos dão todos os dias?

Certa vez, um jovem monge recolheu água do rio e a aqueceu para o banho do seu mestre. Quando ele foi verter a água do balde de madeira, derrubou algumas gotas no chão, e o mestre o repreendeu vigorosamente por sua falta de atenção plena. Isso porque uma única gota de água poderia ser útil para uma planta no jardim, dando vida a ela, para os monges, para o darma, ou poderia retornar ao próprio rio. A mente do monge se abriu. Ele recebeu o nome de Tekisui, que significa "uma gota", e continuou se desenvolvendo até se tornar um grande mestre.

ENSINAMENTO

Quando tomamos consciência da água, nossa mente consegue assumir sua qualidade fluida. Assim como a água é capaz de fluir sem obstáculos em diferentes recipientes, quando cultivamos uma mente leve, flexível, conseguimos fluir nas situações à medida que surgem e mudam, sem desperdiçar energia em resistir.

Todo mundo gosta de sentar à beira de um rio ou riacho e observar o fluxo constante da água mudando sem parar. Será que também somos capazes de observar o fluxo da vida com olhos calmos, relaxados e à vontade com a impermanência, com o fluxo interminável de causa e efeito?

Ao observar como a água passa pelos seus diferentes estados, de sólido para líquido e para vapor, também é possível aprender algo sobre a vida e a verdade da impermanência. Uma coleção de elementos se condensa temporariamente num ser humano aparentemente sólido, mas, quando as forças que sustentam esses elementos de forma equilibrada mudam (uma queda de potássio no sangue, um batimento cardíaco irregular, um momento de desatenção ao volante), eles começam a se separar e dissolver, na forma de hidrogênio, carbono, cálcio, oxigênio e um pouco de calor.

A água tem outra qualidade da qual se pode tirar um ensinamento. Quando você enche um recipiente de vidro com água barrenta e o deixa em repouso, percebe que a terra acaba assentando no fundo e a água fica límpida de novo. Se a mente está agitada, ansiosa ou com medo, é difícil enxergar alguma solução para os problemas. Um dos aspectos da atenção plena é lembrar que sempre é possível acalmar a mente e deixá-la recuperar a sua clareza natural. Sente-se, respire fundo algumas vezes e deixe os pensamentos e sentimentos se acalmarem. Como? Fazendo uma das práticas deste livro. As técnicas mais potentes para usar numa situação de urgência são as seguintes: ficar consciente da respiração, ficar consciente do *hara*, praticar bondade amorosa para com o seu corpo e sua mente e abrir os ouvidos para os sons. É refrescante como dar um banho na mente.

Conclusão: O mestre zen Dogen deu a seguinte instrução aos seus cozinheiros: "Encarem a água como se fosse o sangue que corre nas suas veias".

29

Olhe para cima!

Exercício: Várias vezes por dia, olhe para cima, para o alto. Dedique alguns minutos a olhar de fato para o teto do ambiente em que você estiver, o alto dos prédios, o topo das árvores, os telhados, morros ou montanhas e o céu. Perceba as coisas novas que você observa.

LEMBRETE

Coloque papeizinhos com setas apontando para cima ou com as palavras "Olhe para cima".

DESCOBERTA

A maior parte do tempo, olhamos apenas para uma fatia estreita do mundo. Como os olhos ficam na parte da frente da cabeça, nossa consciência visual é geralmente limitada ao que está à nossa frente, uma fatia que vai do chão a uma altura de cerca de 3 metros. Só olhamos para cima quando algo incomum acontece, como um homem de 2 metros de altura surgindo diante de nós ou um barulho repentino vindo do alto. Claro que há certos profissionais, como o agricultor ou o marinheiro, que precisam vasculhar o céu com frequência, porque o tempo que vai fazer é fundamental para eles, se bem que hoje em dia é mais provável que busquem a previsão do tempo na tevê, na internet ou na tela de um radar.

Olhar para o alto abre a nossa perspectiva, tira a mente da sua gaiola de *hamster* neurótico e a coloca "para esticar as pernas". Ao olhar para cima, as pessoas notam muitas coisas que não tinham visto antes: luminárias no teto, esculturas decorativas em edifícios, a copa das árvores balançando ao vento, as formas e cores das nuvens, pessoas olhando pela janela do apartamento ou debruçadas no terraço, pássaros de repente voando em formação.

Há experimentos psicológicos que mostram o que deixamos de ver mesmo quando estamos olhando diretamente para alguma coisa. Por exemplo, as pessoas não reparam quando alguém fantasiado de gorila entra no meio de um jogo de basquete no experimento "The Invisible Gorilla" [O gorila invisível],* ou quando os rostos são trocados numa foto de duas pessoas, ou quando uma pessoa a quem se está pedindo indicação de direção é substituída por outra (a substituição acontece rapidamente por trás de um homem que passa pela cena carregando uma placa). Caminhamos pela vida presos num sonho e 75 por cento cegos.

---

* O vídeo "The Invisible Gorilla" (com cerca de um minuto de duração) é um experimento sobre *cegueira por desatenção* feito por dois psicólogos americanos na década de 1990. É uma versão revisada de estudos feitos na década de 1970 por outros dois psicólogos americanos. Fonte: theinvisiblegorilla.com/gorilla_experiment.html (acessado em dezembro de 2011). (N. da T.)

ENSINAMENTO

"Olhar" não é a mesma coisa que ver. Ver requer não apenas o sentido da visão, mas também atenção. Muitas pessoas não veem o homem fantasiado de gorila no experimento do jogo de basquete porque foram solicitadas a se concentrar em outra coisa — contar o número de passes de um dos times. Você pode dirigir seu carro para o trabalho aparentemente reparando nos semáforos, mas sem ter consciência de ter parado no sinal vermelho ou ter seguido adiante no verde.

Estamos tão preocupados só com as coisas que temos diante do nariz que perdemos muito do que se passa em volta. As crianças são mais conscientes que os adultos, cuja ansiedade afunilou a vida para: "Que coisas podem me atingir?" Olhar para cima expande o tamanho da vida, fazendo caber muito mais seres (como aves) e fenômenos (como o arco-íris). Quando a vista é mais ampla, a experiência do eu também se expande. Não ficamos mais tão presos na caixinha que chamamos de "eu, o meu mundo e as minhas preocupações".

Olhar para cima ajuda a ampliar a perspectiva. De que forma somos vistos pela senhora na varanda do quinto andar ou pela águia que voa em círculos lá no alto? Quando conseguimos ver, mesmo que seja só um pouquinho, através desses outros olhos, através dos olhos de Deus, a porta do armário claustrofóbico da nossa vida ensimesmada se abre e sentimos um irresistível aroma de liberdade. Olhar para cima é olhar para fora — para fora da caixinha chamada "eu mesmo". E você? Vai sair ou não?

Conclusão: Os olhos são uma ferramenta importante de atenção plena. Abra o seu campo de visão e olhe de verdade!

30

Definir e defender

Exercício: Conscientize-se de como você define a si mesmo e de como defende o seu território pessoal. Por exemplo, você se considera progressista ou conservador? Como defende sua postura política? Observe como rapidamente você pode se "apossar" de uma mesa de bar, de uma vaga de estacionamento, de um assento no vagão do metrô e como reage se alguém pega uma dessas coisas de você. Preste atenção nesse processo várias vezes por dia. Em especial, quando ficar irritado ou chateado, pergunte-se: "Como me defino neste momento? Como estou defendendo o meu território pessoal?"

LEMBRETE

Espalhe avisos para você mesmo, em lugares apropriados, com os dizeres: "Definir e defender?"

DESCOBERTA

Essa prática começou com Michael Conklin, um professor da linha budista tibetana. Ele é professor num curso de budismo de uma faculdade localizada perto do nosso mosteiro. Uma das tarefas que ele dá aos alunos é passar uma semana observando o processo de "definir e defender o eu". Os alunos acham muito revelador. Sua grande descoberta é perceber que estão continuamente envolvidos no processo de se definir e se defender.

É possível perceber esse processo claramente quando se define um espaço físico específico como sendo seu — uma cadeira na sala de aula, uma mesa de canto no seu restaurante favorito, uma faixa da estrada, a prateleira de um armário ou um lugar no chão na aula de ginástica. Se alguém desrespeita as fronteiras invisíveis do território que você demarcou na sua mente, você reage. Poucos minutos depois de pousar o tapete de ioga, qualquer pessoa já declara aquele pedacinho de chão como seu. No mosteiro, quando começa um retiro, precisamos tomar cuidado com as almofadas de meditação, porque algumas pessoas ficam realmente chateadas se alguém troca a almofada delas de lugar. Por onde vá, o ser humano tem o hábito de fazer um ninho seguro — e defendê-lo.

Esse processo começa cedo na vida. O professor de zen Shohaku Okamura conta sobre o dia em que foi ao parque com o filho. Ele levou vários brinquedos para que o menino pudesse compartilhá-los e, assim, conhecer algumas crianças norte-americanas. Mas bastava uma criança se aproximar para o filho se agarrar aos brinquedos e proferir suas primeiras palavras em inglês: "*No, mine!*" ["Não, meu!"]. Isso é o eu que começa a nascer e a se defender. É um processo natural no desenvolvimento humano, mas, para sermos verdadeiramente plenos, precisamos modificar isso na vida adulta.

ENSINAMENTO

A cobiça surge quando achamos que precisamos de algo para nos completar e nos fazer felizes. Pode ser um carro, uma casa, uma graduação universitária, o reconhecimento público. Pode ser uma pessoa. Se não podemos ter aquilo que instigamos nosso coração a querer, ficamos infelizes. Isso significa definir-se através de bens materiais, através daquilo que conseguimos ter e manter.

Também nos definimos por nossas posses intelectuais, exibindo o nosso conhecimento e defendendo vigorosamente os nossos pontos de vista. Pensamos assim: "As minhas opiniões sobre esse assunto é que são as certas, vou argumentar até conseguir te convencer!" Isso é surpreendente e divertido se você considerar que, num grupo de 24 pessoas, há 23 opiniões além da sua. Por que então achamos que a nossa é a única certa?

Raiva ou irritação são indícios de que estamos defendendo o eu. A raiva surge quando achamos que, para ser felizes, precisamos nos livrar de algo ou de alguém. Pode ser um político, uma dor ou uma doença, um chefe ou um colega de trabalho desagradável, um vizinho irritante ou um cachorro que não para de latir. Se não podemos nos livrar deles, ficamos infelizes. Por que o mundo não coopera para o que eu quero que aconteça? Novamente, isso é surpreendente e divertido. Por que razão as coisas aconteceriam do jeito que *eu* quero, e não da maneira desejada pelos outros bilhões de habitantes do planeta?

Fora isso, não sabemos direito o que é o nosso eu. Não é algo constante, estável. Está sempre num fluxo. Tudo o que chamamos de eu é um processo em constante mudança, que afeta nossos gostos e desgostos, nossas roupas, o cabelo e cada célula do corpo. Cada respiração é parte desse fluxo constante. Quando tentamos congelar o nosso sentido do eu, criamos apenas sofrimento. ("Me sinto com 30 anos por dentro, mas por fora pareço ter 60 e detesto isso!")

Conclusão: Não existe um eu a defender, porque, na realidade, o eu é um processo de sensações que mudam o tempo todo, inclusive as sensações que chamamos de pensamentos.

31

Repare nos cheiros

Exercício: Durante uma semana, conscientize-se de cheiros e aromas o mais frequentemente possível. Isso pode ser mais fácil de fazer quando você estiver comendo ou bebendo, mas experimente em outras ocasiões também. Várias vezes por dia, tente farejar o ar como um cão. Se não houver muitos cheiros no seu ambiente, procure criar alguns para identificar. Pingue gotas de baunilha no pulso ou ferva em água algumas especiarias, como canela e cravo. Você pode também experimentar acender velas perfumadas ou cheirar óleos perfumados.

LEMBRETE

Coloque a palavra "Cheiro" ou a imagem de um nariz em lugares por onde você passa durante o dia.

DESCOBERTA

As células na parte de trás do nariz que respondem aos cheiros ficam a apenas duas sinapses de distância dos centros de processamento da emoção e das memórias, no nosso cérebro primitivo; é por isso que os odores podem evocar respostas condicionadas poderosas — de desejo e de aversão. Essas respostas inconscientes ocorrem mesmo quando não temos consciência de que detectamos um odor. Só apreciamos o olfato quando ficamos sem ele, por causa de um resfriado, por exemplo. As pessoas que perdem o olfato permanentemente podem ficar deprimidas, pois perdem também o prazer de antecipar o sabor da comida. Há quem fique angustiado com isso, achando que não vai conseguir detectar a fumaça de um incêndio, perceber o odor do próprio corpo ou que a comida está estragada.

Ao praticar a atenção plena dos cheiros, as pessoas descobrem que há muitos deles no seu próprio ambiente, alguns óbvios (café, pão quente, gasolina, lixo) e outros mais sutis (o frescor do ar ao sair de casa, o sabonete ou creme de barbear no rosto, lençóis limpos). Também descobrem que o cheiro pode evocar desejo, emoção e aversão.

A rica experiência do que chamamos de "sabor" se dá principalmente graças ao sentido do olfato. A língua só é capaz de registrar algumas sensações — salgado, doce, azedo, amargo e *umami** (sabor penetrante, como o das carnes ou do molho de soja) —, mas conseguimos distinguir milhares de odores e, em algumas substâncias, discernimos uma única molécula. Pesquisas mostram que o olfato das mulheres é mais sensível que o dos homens. Há mulheres que usam perfume para atrair os homens, mas o esforço é, provavelmente, inútil. As fragrâncias favoritas de muitos homens são cheiro de pão, baunilha e carne grelhada.

---

* *Umami* é o quinto gosto básico do paladar humano e desde o ano 2000 se juntou aos já conhecidos doce, amargo, azedo e salgado. A palavra *umami* é de origem japonesa e pode ser traduzida como "delicioso" ou "saboroso". (N. da T.)

Na realidade, não existe cheiro bom ou ruim. Nós nos acostumamos aos cheiros comuns à nossa volta. Quando morava na África, as pessoas com quem eu convivia tinham um forte odor de suor misturado com fumaça de fogueira. Esse cheiro certamente era reconfortante para uma criança cujo ambiente exalava essa fragrância desde que ela tinha nascido. Elas possivelmente estranhavam o meu cheiro e sabiam detectar a minha presença quando eu chegava no escuro.

Quando o Oriente e o Ocidente se encontraram pela primeira vez, os japoneses, que tomavam banho diariamente, não gostaram do cheiro dos europeus, que comiam produtos lácteos e tomavam banho com pouca frequência. Chamaram os visitantes de "fedor de manteiga". Ninguém tem muita noção do odor do próprio corpo. Podemos ficar admirados quando alguém avisa que estamos precisando de um banho ou comenta que temos um cheiro delicioso. Assim como não sabemos qual o cheiro do próprio corpo, não sabemos qual é o "cheiro" da nossa personalidade. Como isso afeta os outros?

ENSINAMENTO

Muito do nosso comportamento é governado por condicionamentos inconscientes. Se você acaba de conhecer uma pessoa que se parece, se veste, fala ou até tem o cheiro de alguém que fez alguma coisa de ruim para você na infância, vai sentir aversão instantânea e inexplicável. Não tem nada a ver com aquela pessoa. É só um fenômeno elétrico, impressões sensoriais que causam a ligação e a conexão de neurônios a locais do cérebro que armazenam memórias e emoções antigas. Modificar esses padrões habituais não é fácil. Primeiro, é preciso levar a luz da consciência para as sensações corporais, os pensamentos e as emoções à medida que surgem. É preciso observar com cuidado a junção da sensação com o tom do sentimento, isto é, a semente principal que vai iniciar uma reação em cadeia que termina em pensamento, emoção, linguagem e comportamento (ou o que os budistas chamam de carma).

A cascata *sensação* > *sentimento (tom)* > *percepção* > *ação* acontece tão rápido que é difícil perceber cada passo individualmente. Mas, quando se trata de cheiro, é possível entender essa cadeia de eventos. Imagine que você sai ao ar livre e respira profundamente. Então detecta um cheiro e se retrai por dentro. Por quê? Quando as moléculas químicas atingiram a parte interna do seu nariz, você sentiu o cheiro de alguma coisa que causou um sentimento de tom negativo antes de a mente saber o que era. Em seguida, a mente tentou identificar o cheiro: "Ah, cocô de cachorro". Isso é percepção, que é então seguida de ação consciente. Você poderia dizer: "Quem foi o idiota que deixou o cachorro fazer cocô no meu gramado?!" Ou simplesmente entrar em casa e pegar um saco plástico para limpar a sujeira.

O odor pode ter um efeito poderoso no estado e no comportamento mental-emocional. Um cheiro invoca memórias e velhas reações. Por exemplo, o cheiro da loção pós-barba do seu pai pode deixá-lo feliz e carinhoso ou irritável e arredio, dependendo de se você se dava bem ou mal com ele. Psicólogos às vezes usam cheiros repugnantes para descondicionar comportamentos ou impulsos destrutivos, como o vício em pornografia.

O condicionamento positivo do olfato pode ser útil. Uma das razões pelas quais o incenso é usado em salas de meditação é que, com o tempo, uma forte ligação é estabelecida entre a fragrância e um estado de espírito calmo e concentrado. Ao entrar no salão perfumado, a mente se aquieta automaticamente. Há monges com o olfato tão apurado por meditar longas horas que percebem quando o período de meditação terminou pelo cheiro do incenso. Quando a ponta acesa atinge o leito de cinzas no porta-incenso, o aroma do incenso muda.

É possível ficar bastante alerta a fragrâncias quando a mente está calma e o estímulo aos outros sentidos é mínimo. Uma noite, eu estava em meditação sentada na área externa de um templo no Japão, no escuro profundo da floresta de bambu gigante do mosteiro. Era o sétimo dia de um retiro de silêncio. O ar estava fresco depois de dois dias de tempestade. Minha mente estava completamente quieta, e a consciência, muito aberta. Naquele silêncio, eu podia ouvir uma única folha de bambu caindo suavemente, caindo, caindo. Aos poucos me dei conta de uma sutil fragrância picante. Vinha do bambu. Desde então, nunca mais tive oportunidade de sentir esse aroma. Vou me lembrar para sempre daquele perfume delicado, e essa lembrança evoca em mim a paz sublime daquela noite.

Conclusão: Uma das meditações mais sutilmente agradáveis é ficar plenamente consciente do olfato e de como ele muda a cada inspiração e expiração.

32
Esta pessoa pode morrer hoje

Exercício: Várias vezes por dia, quando alguém estiver falando com você, pessoalmente ou por telefone, conscientize-se disto: "Esta pessoa pode morrer hoje; pode ser a última vez que eu estou com ela". Observe as alterações na forma como você ouve, fala ou interage com a pessoa.

LEMBRETE

Coloque uma observação no espelho do seu banheiro, um pouco acima ou abaixo do seu reflexo, com os dizeres: "Esta pessoa pode morrer hoje". Afixe notas similares perto do telefone ou no seu espaço de trabalho — lugares onde há probabilidade de vê-las quando estiver interagindo com outras pessoas.

DESCOBERTA

Para alguns, esse exercício é um pouco deprimente no início, mas logo descobrem que passam a ouvir as pessoas com mais atenção e vê-las de modo diferente quando se conscientizam da mortalidade, a delas e a própria. O coração se abre à medida que nos apropriamos desta verdade, de que pode ser a última vez que vemos determinada pessoa com vida. Ao falar com os outros, especialmente com quem encontramos sempre, é fácil ficar alheio e ouvir só metade da conversa. Muitas vezes, olhamos meio de lado ou para baixo, em direção a outra coisa, em vez de diretamente para a pessoa. É até comum ficarmos irritados porque ela nos interrompeu. Só encarando o fato de que a pessoa poderia morrer hoje é que olharemos para ela de um jeito novo.

Essa prática se torna mais comovente quando a pessoa com quem você está falando é idosa ou doente, ou se alguém que você amava faleceu há pouco tempo. Os japoneses, ao se despedirem de alguém, permanecem em pé respeitosamente, observando e acenando até o carro ou trem desaparecer de vista. O costume vem dessa consciência de que poderia ser a última vez que se veem. Como ficaríamos tristes se o último encontro com a pessoa tivesse sido temperado por impaciência ou raiva! Como seria reconfortante se tivéssemos dito adeus com carinho!

ENSINAMENTO

Embora a doença, a velhice e a morte cheguem para todos os que nascem neste mundo, levamos a vida como se isso não se aplicasse a nós ou àqueles que amamos. Essa prática nos ajuda a parar de negar que a vida humana é frágil e que a morte pode acontecer a qualquer momento. Basta uma pequena mudança no nível de potássio do sangue, uma bactéria virulenta, um motorista que adormece na direção ou uma arritmia no coração. De vez em quando, o véu da negação se rompe e enxergamos a realidade da fragilidade da vida humana — por exemplo, quando um colega ou membro da família é diagnosticado com uma doença fatal ou quando alguém da nossa idade ou mais jovem morre inesperadamente.

Claro que não é desejável encher a mente com pensamentos constantes e ansiosos sobre a mortalidade, mas conscientizar-se da impermanência pode nos ajudar a valorizar as pessoas com quem interagimos todos os dias. Quando o véu é suspenso e experimentamos a verdade de que toda vida humana é breve, as conversas mudam. Em vez de dialogar com a metade da mente preenchida com outros pensamentos, ficamos mais presentes em cada interação. Esse carinho e consideração sem alarde é uma ocorrência incomum no mundo dos seres humanos comuns.

Todas as noites, adormecemos na completa confiança de que vamos acordar no dia seguinte. Quando nos damos conta de que nós mesmos poderíamos morrer hoje, tornarmo-nos mais presentes, mais vivos em cada momento da vida.

No nosso mosteiro zen, temos um cântico que é entoado no fim de cada dia de um retiro de silêncio. Experimente recitá-lo todas as noites antes de dormir, durante uma semana:

Permita-me respeitosamente lembrá-lo de que
A vida e a morte são de suprema importância.
O tempo passa rápido e a oportunidade se vai.
Ao cabo deste dia, mais um dia será subtraído da nossa vida.
Cada um de nós deve se esforçar para despertar.
Despertem!
Olhem!
Não desperdicem a sua vida!

Conclusão: Conscientizar-se da morte abre a consciência para cada instante de vida, único e fulgurante.

33
Quente e frio

Exercício: Durante uma semana, preste atenção nas sensações de calor e frio. Observe qualquer reação física ou emocional à temperatura ou a mudanças de temperatura. Pratique ficar relaxado e confortável independentemente da temperatura que estiver fazendo.

LEMBRETE

Em lugares por onde você transita diariamente, afixe a figura de um termômetro ou cartazetes com as palavras "Quente e frio".

DESCOBERTA

Neste exercício, entramos em contato com a nossa aversão a temperaturas acima ou abaixo de um limite mínimo, diferente para cada pessoa. Estamos sempre nos queixando "Está muito quente!" ou "Está muito frio!" como se não devesse ser assim — como se o sol, as nuvens e o céu conspirassem para nos deixar desconfortáveis. Estamos sempre pelejando para ajustar a temperatura, ligando e desligando o aquecedor e o ar-condicionado, abrindo e fechando janelas e portas, vestindo e tirando roupas. E nunca ficamos satisfeitos por muito tempo. Quando a temperatura sobe acima dos 30 ºC, queremos logo um tempo mais fresco; num inverno frio e chuvoso, ansiamos pelo sol.

Lembro-me dos verões da minha infância em Missouri. O estofamento de vinil queimava as pernas quando entrávamos no carro, e quando saíamos havia poças de suor nos bancos. A gente brincava ao ar livre, ficava todo pegajoso, suado e nunca reclamava. Simplesmente era assim. Muitos pais de crianças pequenas comentam que, quando vão à praia, os filhos entram no mar e se esbaldam sempre, não importa a temperatura da água. O que acontece conforme amadurecemos para ficarmos intolerantes com as coisas tal como elas são?

Uma vez, estávamos numa peregrinação de paz no Japão, em agosto — bastava sair ao ar livre e parecia que estávamos entrando numa sauna. A roupa ficava encharcada de suor em questão de minutos. Depois de algumas horas, o sal se incrustava na pele e desenhava anéis brancos na roupa. Era bem difícil não extravasar aquele desconforto. Mas reparamos que os japoneses, desde bebês até pessoas bem idosas, simplesmente seguiam nos seus afazeres diários, aparentemente sem se afetar com a temperatura. Isso nos inspirou a abandonar a mente queixosa e apenas estar presentes e aceitar as coisas tal como eram, as sensações como meramente sensações, os lugares secos e os molhados, o exterior quente e o interior frio, o suor escorrendo e pinicando a pele. O sofrimento infligido pela mente se dissipou, e assim nos tornamos peregrinos muito mais felizes.

Durante um retiro, uma mulher veio até mim e disse que, apesar das camadas extras de roupa e de uma bolsa de água quente, sentia frio o tempo todo. Também percebeu que estava com medo de sentir frio. Sabia que esse medo era irracional e estava tentando achar a origem dele. Então ela se lembrou de um episódio ocorrido vinte anos antes, quando teve um problema cardíaco e sentiu muito frio.

Pedi que ela se concentrasse atentamente no corpo e me dissesse que porcentagem dele *não* estava com frio. Depois de alguns minutos, ela relatou, surpresa, que mais de 90 por cento do seu corpo estava tépido, ou até mesmo quente. Percebeu que os 10 por cento do corpo que sentiam frio produziam 100 por cento do medo. Depois comentou que era como se um fardo tivesse sido tirado da sua mente — o medo que tinha durado décadas — e que agora tolerava diferentes temperaturas sem problemas.

Lembro que uma vez um conhecido entrou no meu carro e ligou o ar-condicionado antes de eu sequer ter dado a partida. É como salgar o alimento antes de prová-lo. Vivemos no automático, tentando isolar-nos de qualquer desconforto antes mesmo de ele chegar. Assim, perdemos a alegria da potencial exploração e a liberdade de descobrir que podemos investigar uma gama muito maior de experiências do que imaginávamos e ser felizes fazendo isso.

ENSINAMENTO

Um jeito eficaz de trabalhar o desconforto é parar de evitá-lo. Entregue-se ao desconforto e sinta a realidade dele de dentro para fora. Investigue o desconforto: o tamanho, a forma, a textura da superfície e até a cor ou o som. É constante ou intermitente? Quando você está com esse nível de atenção, quando o nível de sua meditação é profundo, aquilo que chamamos de desconforto ou dor começa a mudar e até mesmo a desaparecer. Transforma-se numa série de sensações que surgem e desaparecem no espaço vazio, piscando e desligando. É muito interessante.

No Japão, o *zendo*, ou sala de meditação, não é aquecido no inverno. As janelas ficam abertas. É como estar ao ar livre, mas sem chuva nem neve — pelo menos, não muita. Durante um retiro ao longo do mês de fevereiro, vesti absolutamente todas as roupas que tinha na mala. Eram tantas as camadas que mal conseguia dobrar os joelhos para me sentar. Minha pele estava tão gelada que doía se eu focasse a atenção no rosto ou nas mãos expostas, mesmo que por pouco tempo. Nos retiros zen tradicionais, as refeições são feitas no *zendo*. Quando eu comia, tinha que verificar se os pauzinhos ainda estavam presos nos meus dedos dormentes. Não havia jeito de sair daquele desconforto. O único caminho era ir para dentro, dirigir e manter uma concentração inabalável e profunda na minha barriga, no *hara* — o centro do corpo. Foi um retiro poderoso, e eu entendi por que o venerado mestre zen Sogaku Harada Roshi insistiu para que o seu mosteiro fosse construído numa parte do Japão onde neva muito.

Fazemos muito esforço tentando adequar as condições externas a nós. É impossível, porém, permanecer confortável o tempo todo, pois a natureza de todas as coisas é a mudança. Essa tentativa de controle é o centro do nosso esgotamento físico e do nosso estresse emocional. Há um *koan* zen sobre isso. Um monge perguntou ao mestre Tozan: "O frio e o calor nos invadem. Como podemos evitá-los?" Tozan respondeu: "Por que você não vai para o lugar onde não existe frio nem calor?" O monge ficou intrigado e perguntou: "Onde fica esse lugar onde não faz frio nem calor?" E Tozan disse: "Quando estiver frio, que seja tão frio que mate você. Quando estiver quente, que seja tão quente que mate você".

Nesse ensinamento, "matar você" significa matar as suas ideias sobre como as coisas devem ser para que você seja feliz. Pode parecer estranho, mas é possível praticar a atenção plena sentindo desconforto ou dor e ser muito feliz. Essa felicidade vem do prazer de simplesmente estar presente e também da confiança que é conquistada — a confiança de que, com a prática, você será capaz de enfrentar qualquer coisa que a vida trouxer, inclusive a dor, com o auxílio de ferramentas como a atenção plena.

Conclusão: Quando a sua mente disser "quente demais" ou "frio demais", não acredite. Perceba como o seu corpo todo está experimentando o calor e o frio.

34

A Grande Terra sob os pés

Exercício: Sempre que possível, conscientize-se da Grande Terra sob os seus pés. Torne-se consciente através da visão e do tato, especialmente o tato da planta dos pés. Quando estiver em um ambiente fechado, em vez de ao ar livre, use a imaginação para "sentir" a Terra sob o piso ou sob o edifício onde você se encontra.

LEMBRETE

Em lugares estratégicos do seu dia a dia, coloque avisos com a palavra "Terra" ou imagens do globo terrestre. Você também pode colocar um potinho com um pouco de terra sobre a sua mesa de trabalho, bancada ou mesa de jantar.

DESCOBERTA

No mosteiro, decidimos que todos os dias iniciaríamos essa prática de atenção plena tocando a testa no chão logo ao sair da cama. No começo, a prática parecia estranha, mas depois todos passamos a apreciá-la. Em nossa prática zen habitual, fazemos muitas reverências completas (tocar a cabeça no chão da sala de meditação), mas essa prática da manhã tinha um sentimento de intensa vulnerabilidade que não experimentávamos nas outras reverências diárias. Acordar, levantar e imediatamente ajoelhar-se e tocar a testa no chão nos ajudou a começar o dia com humildade e gratidão em relação à Terra, que é nosso sustentáculo. Encerrávamos o dia fazendo a mesma reverência antes de nos deitar, como forma de reconhecimento e expressão de gratidão para com a Terra, que nos dá apoio contínuo.

O dia inteiro andamos e dirigimos por aí, sobre a superfície da Terra, quase completamente inconscientes da bola enorme que é a nossa plataforma de vida. Também não nos damos conta da força da gravidade que a Terra exerce sobre nós. Tomar consciência da Terra sob os pés — dando suporte a cada passo, provendo nossa vida de um solo firme — é profundamente encorajador para muitas pessoas.

Quando estamos "dentro da nossa cabeça", distraídos e ruminando, facilmente ficamos fora de equilíbrio. Se estendermos nossa atenção para além da planta dos pés, para dentro da terra, nos sentiremos enraizados, mais sólidos e menos abalados por pensamentos e emoções, ou por acontecimentos inesperados.

O monge zen Thich Nhat Hanh escreveu o seguinte:

> Gosto de andar sozinho por caminhos de terra ladeados por plantações de arroz e capim, pousando cada pé na terra com atenção plena, ciente de que estou caminhando na maravilhosa terra. Em tais momentos, a existência é uma realidade milagrosa e misteriosa. As pessoas costumam achar milagroso andar sobre a água ou no ar. Mas eu acho que o verdadeiro milagre é caminhar na terra... Um milagre que nem sequer reconhecemos.

ENSINAMENTO

Buda deu as seguintes instruções a seu filho Rahula:

> Desenvolva uma meditação que seja como a terra: a terra não é perturbada pelas coisas agradáveis ou desagradáveis com que entra em contato; assim, se você meditar como a terra, as experiências agradáveis e desagradáveis não vão perturbá-lo.

Buda observou que se pode derramar qualquer líquido na Terra, seja uma água de rosas perfumada ou um esgoto malcheiroso, que ela permanece sólida e imóvel. A Terra continua a dar suporte aos seres sem julgar as criações deles — seja a beleza ou a guerra. O que quer que aconteça na superfície do planeta, a Terra continua firme sob os nossos pés. A atenção plena, a meditação e a oração têm o poder de treinar o coração e a mente para descansar num estado que é ao mesmo tempo constante e imperturbável.

Mas não é porque reconhecemos as qualidades de estabilidade e imobilidade da Terra que vamos deixar de lado a saúde do planeta e permitir que ele seja poluído. No entanto, é também muito importante não deixar a preocupação com o meio ambiente envenenar a mente. Uma vez meu professor de zen, Maezumi Roshi, participou de uma conferência internacional sobre consciência ambiental em Buenos Aires. Ele nunca tinha demonstrado muito interesse em questões ambientais, e nós (os alunos) achamos que a conferência poderia educá-lo. Quando voltou, perguntamos o que tinha aprendido. Ele disse que a conferência havia sido realizada num conjunto de prédios universitários dispostos em torno de uma área verde comum. O mestre passara a semana observando os ativistas ambientais cortarem caminho pela grama, em vez de andar pelos caminhos pavimentados, o que acabou transformando o pequeno parque num mar de lama. Para ele, isso foi um exemplo vivo de que a ignorância está na raiz de todos os problemas humanos. Ignoravam a grama e a terra e passavam o dia conversando e se lamentando sobre como fazer a humanidade cuidar da Terra.

É válido refletir e conversar bastante sobre um problema, mas, se isso nos impedir de estar presentes ou de desenvolver uma mente sem poluição, o problema que estamos tentando resolver permanecerá sem solução.

Conclusão: Se eu conseguisse estar continuamente consciente da Terra sob os meus pés e de que sou apenas um pontinho em movimento, temporário, deslizando pela superfície dela, talvez não precisasse fazer nenhuma outra prática.

35

Observe a aversão

Exercício: Tenha consciência da aversão, de quando surgem sentimentos negativos dirigidos a algo ou alguém. Esses sentimentos podem ser fracos, como irritação, ou fortes, como raiva e ódio. Tente perceber o que acontece pouco antes de a aversão surgir. Que impressões sensoriais estão envolvidas — visão, audição, tato, paladar, olfato ou pensamento? Em que circunstância a aversão surge pela primeira vez no seu dia?

LEMBRETE

Coloque avisos com os dizeres "Identifique a aversão" em objetos localizados em lugares onde a aversão pode eventualmente surgir, como espelho, tevê, tela do computador e o painel do carro. Outra sugestão é afixar a figura de uma pessoa carrancuda.

DESCOBERTA

Fazendo este exercício, concluímos que a aversão é mais comum na nossa paisagem mental/emocional do que imaginávamos. A aversão pode surgir logo cedo, quando o despertador toca, ou quando levantamos da cama e constatamos uma dor nas costas. Pode ser desencadeada pelas notícias do jornal da manhã, pela fila na bilheteria do metrô ou no posto de gasolina, ou por um encontro com a família, com os colegas de trabalho ou com clientes.

Um dia, eu estava no carro esperando meu marido. Olhei à toa pela janela e reparei que perto da cerca tinham crescido vários dentes-de-leão bem compridos, prestes a soltar sementes. Na hora, tive o impulso de pegar uma tesoura de poda e devolver as flores à sua insignificância, acompanhado do pensamento: "Cortem-lhes a cabeça!" Então me dei conta de que era a semente da raiva, a semente de todas as guerras travadas na Terra, latente dentro de mim. Não é que eu não goste de dente-de-leão. O brilho dourado das pétalas dessas flores é uma coisa maravilhosa de contemplar. De perto, essa flor pode mudar um estado mental negativo rapidamente. Não que eu pretenda deixá-las florescer, mas, se for aparar essa parte do gramado, farei somente quando não estiver sentindo aversão. Quem sabe posso até aparar a grama enquanto pratico o apreço pela vida dos dentes-de-leão e a bondade amorosa para com todos os seres que fazem sua casa na grama e nos matos?

ENSINAMENTO

Pode ser desanimador descobrir até que ponto cada dia está permeado de aversão — cada dia de uma vida que descreveríamos como feliz. No entanto, é muito importante tomar consciência de que os sentimentos de desagrado são onipresentes. A aversão é um dos três estados mentais aflitivos descritos na tradição budista: ganância (ou apegar-se), aversão (ou afastar-se) e ilusão (ou ignorar).

São chamados de aflitivos porque nos afligem como um vírus, causando sofrimento e dor a nós e àqueles que nos rodeiam.

A aversão é a fonte oculta da raiva e da agressão. Surge da noção de que, se fosse possível se livrar de algo ou de alguém, seríamos felizes. Aquilo de que o ser humano deseja se livrar a fim de se tornar feliz pode ser trivial como um mosquito ou grande como um país.

Poucas ideias são mais absurdas do que a noção de que "se eu pudesse ajustar as coisas e as pessoas exatamente do jeito que quero, seria feliz". É absurdo, por pelo menos duas razões. Primeiro, se tivesse o poder de deixar tudo perfeito para você, essa perfeição só duraria um segundo, já que todas as outras pessoas têm as próprias ideias de como as coisas deveriam ser e também trabalhariam para isso. O seu "perfeito" não é perfeito para mais ninguém. Segundo, buscar a perfeição à força é algo fadado ao fracasso, graças à verdade da impermanência — nada dura para sempre.

Às vezes, quando estou caminhando pelo mosteiro, noto uma impressão sutil na minha mente. É uma leve sensação de aversão, mas penetrante. Surge de algo que encaro como parte do meu trabalho, que é identificar coisas que precisam ser consertadas ou transformadas. A sensação vem justamente de notar as imperfeições. Quando esse meu observar obrigatório azeda meu estado mental, por algum tempo preciso mudar o curso da minha mente, para "apreciar as coisas como elas são".

A prática da atenção plena nos ajuda a relaxar e ficar confortáveis em qualquer circunstância, a encarar qualquer mudança, a enxergar a perfeição de toda a criação. A tomar consciência da aversão e neutralizá-la com o apreço e a bondade amorosa.

Conclusão: Um dos célebres ditados de Buda é: "A raiva não cessa através da raiva, mas somente através do amor". Conscientize-se da aversão que há dentro de você e aplique o antídoto — pratique a bondade amorosa.

36
Tem coisa passando despercebida?

Exercício: Várias vezes por dia, faça uma pausa e observe em que você está prestando atenção naquele instante; em seguida, abra os sentidos e tente descobrir o que está deixando passar despercebido. Normalmente, nossa atenção é seletiva. O que você está deixando de perceber?

LEMBRETE

No seu ambiente do dia a dia, espalhe avisos com a pergunta: "Está percebendo tudo?" (E não deixe de perceber os avisos!) Ou ajuste um alarme para lembrá-lo, várias vezes ao dia, de dar uma parada e fazer a prática.

DESCOBERTA

Nosso dia a dia transcorre de um jeito meio automático, num foco restrito. Guiamo-nos pelo alarme do despertador, pela lista de afazeres do dia, pelo que está na tela da tevê ou do computador, pelas pessoas que ligam para o celular. Nossa atenção só se amplia quando acontece alguma coisa fora do habitual. Um barulho estrondoso! Os ouvidos acordam. Foi escapamento de carro ou foi tiro? Ou o tempo muda de repente e olhamos para o céu pela primeira vez em semanas, talvez meses.

Ao fazer uma pausa para ampliar intencionalmente a esfera do ouvir e do ver, você se dá conta de que estava deixando muita coisa passar. Estava bloqueando o zumbido da geladeira, o barulho do tráfego, a sensação do chão sob os pés, a posição do sol no céu, os matizes de marrom no assoalho. Talvez você repare que, quando o reino da sua atenção se amplia, há uma sensação de alívio e relaxamento, como se manter o foco estreito demandasse uma grande quantidade de energia.

É impossível prestar atenção total em duas coisas ao mesmo tempo (a menos que a mente seja excepcionalmente bem treinada). Faça o teste. Preste total atenção na sola dos pés, sentindo todas as sensações de calor, formigamento, pressão. Observe os lugares onde as sensações são mais fortes e onde estão quase ausentes. Agora tente manter essa consciência e, em silêncio, comece a fazer uma contagem regressiva, de 7 em 7, a partir do 100. Dá para sentir a mente tentando manter as duas coisas ao mesmo tempo, alternando entre a planta dos pés e a contagem dos números.

Se a mente não foi feita para estar completamente atenta a duas coisas ao mesmo tempo, isso significa que sempre estamos ignorando um monte de coisas. Por exemplo, na maioria das vezes, ignoramos a nossa respiração, deixando o corpo respirar por si. Se você começa a praticar a atenção plena da respiração, trazendo a atenção da mente para o simples ato de respirar, pode ficar ansioso tentando descobrir o que é uma respiração "normal", afinal. Qual a duração ideal ou quão profunda deve ser? Devo movimentar só o peito ou também a barriga? É preciso aprender a não interferir na respiração nem forçá-la, e deixar a mente testemunhar a respiração, como se você estivesse vendo a si mesmo enquanto respira durante o sono, quando está dormindo profundamente.

Se estiver com a atenção focada na respiração, você não vai conseguir se dedicar à sua lista de preocupações. É por isso que a meditação da respiração pode baixar a pressão arterial e reduzir o estresse.

ENSINAMENTO

Para conseguir a concentração necessária para realizar determinadas tarefas, como ler um livro para uma prova, redigir um *e-mail* importante, fazer pontuação alta num *video game*, às vezes é fundamental ignorar as incontáveis imagens, sensações e sons que incidem sobre os nossos olhos, pele e ouvidos — mas esse bloqueio sensorial consome energia. Quando conseguimos abandonar os escudos invisíveis e abrimos a consciência a tudo o que nos rodeia, é como se saíssemos de uma sala apertada e embolorada para um tapete de relva no alto de uma montanha. Os oftalmologistas dizem que, depois de ficar muito tempo olhando um objeto de perto, como um livro ou a tela do computador, é preciso descansar os olhos (e proteger a visão), olhando para longe, para o horizonte, a intervalos regulares. O mesmo conselho se aplica à mente. É preciso tirá-la regularmente da sua caixinha, deixando-a expandir-se tanto quanto ela for capaz.

Quando prestamos atenção naquilo em que estamos prestando atenção, ou seja, quando percebemos no que a mente está focada, descobrimos que a nossa gama de atenção normal é bastante limitada. Da mesma forma, nossa visão de mundo é autocentrada. *Autocentrado* não é um termo pejorativo no budismo. Pelo contrário, é simplesmente uma descrição do fato de que todos os seres humanos naturalmente se concentram em si mesmos. Especificamente, a maior parte da nossa atenção é voltada a buscar o que nos dá prazer, evitando o que é potencialmente perigoso ou desagradável e ignorando todo o resto. Vou atrás da garota bonita, vou evitar o sem-teto que dorme na rua, vou ignorar a pessoa que está atrás de mim na fila do caixa.

Quando sentamos em meditação ou entramos em oração contemplativa, abandonamos os esquemas mentais de buscar ou evitar. Admitimos quantas coisas já ignoramos naquele dia atarefado. Abrimos intencionalmente a consciência, da forma mais ampla possível, abrangendo tudo o que é, do jeito que é, o movimento das costelas na respiração, o zumbido do sistema de ventilação, o cheiro do perfume de alguém que saiu da sala, a imagem que surge na mente daquela barra de chocolate guardada na gaveta da escrivaninha. Percebemos tudo sem nenhum diálogo interior, sem nenhuma crítica ou julgamento. Notamos que, quando o diálogo interior começa, o campo de percepção sensorial se desliga imediatamente. Então acalmamos as vozes interiores e de novo abrimos a consciência.

No zen, isso é chamado de "não saber". É um tipo especial e muito sábio de ignorância. Ao descansarmos no não saber, muitas possibilidades se abrem. Podemos ouvir coisas que não perceberíamos, como o guizalhar de um grilo ou o gotejar inicial de uma chuva suave. Podemos até ouvir uma tranquila voz interior dizendo algumas verdades importantes.

Conclusão: Para uma pausa restauradora, pare de tentar saber e fazer, pelo menos uma vez por dia. Abra a consciência e simplesmente sente-se no "não saber".

37

O vento

Exercício: Conscientize-se do movimento do ar, tanto nas suas formas óbvias, como o vento, quanto nas suas formas mais sutis, como a respiração.

LEMBRETE

Coloque a palavra "Vento" em lugares por onde você passa no decorrer do dia, em casa e no trabalho.

DESCOBERTA

O vento assume várias formas, de um vendaval a um leve sopro. Se você se propuser a fazer este exercício durante uma semana inteira e abrir os seus sentidos várias vezes por dia, vai perceber movimentos mais sutis do ar. As pessoas produzem vento. O ar se movimenta na sua respiração quando você funga, assopra uma bebida quente, suspira. Quando você anda, mesmo dentro de casa, o ar em movimento toca o seu corpo. Muitos eletrodomésticos têm ar em movimento, a secadora de roupas, o micro-ondas, a geladeira.

Um rapaz notou que seu corpo percebe o vento e sua pele se arrepia antes de sua mente registrar a ocorrência de uma brisa fresca. O corpo está sempre ciente do ambiente, mesmo se a pessoa estiver inconsciente ou dormindo. Altera-se para nos proteger, levanta os folículos dos pelos para criar uma camada isolante sobre a pele, como uma jaqueta acolchoada. Alguns mestres antigos apontaram isso como um exemplo da nossa natureza inerente de Buda, que cuida de nós continuamente.

À medida que os sentidos ficam mais refinados, você descobre que deslocar-se cria movimento de ar. Falar movimenta ar. Qualquer som é ar em movimento. Um marinheiro nos explicou que o vento está continuamente circulando em volta da Terra. No mar, o marinheiro precisa estar agudamente ciente do vento e do tempo que o vento vai trazer, porque não estar consciente disso pode significar a morte. Em um vendaval, ele tem que manter o barco de frente para o vento, do contrário o barco pode virar num piscar de olhos.

Aprender a navegar envolve aprender a "ler" o vento, percebendo pequenas alterações na superfície da água ou observando a direção de uma biruta ou um indicador de vento (bandeirola de pano colorida amarrada ao barco). Se não houver birutas ou indicadores de vento visíveis, o marinheiro poderá determinar a direção do vento observando as aves marinhas, como as gaivotas, que ficam diretamente de frente para o vento para que suas penas não se tornem eriçadas. Este exercício de atenção plena nos convida a desenvolver esse tipo de sensibilidade à mudança de ventos.

ENSINAMENTO

Como sabemos que o vento existe? Reflita sobre isso por um instante.

Experimentamos o "vento" de quatro maneiras: ao sentir seu toque, ao sentir uma mudança de temperatura, ao vê-lo deslocar coisas e ao ouvi-lo deslocar-se através de coisas. O que chamamos de vento é essencialmente a mudança: no que estamos vendo (folhas em movimento), no que sentimos (a pele ficando mais fria), no que ouvimos (um uivo). Só sabemos da existência do vento indiretamente, através dos impulsos nervosos que partem da pele, da membrana timpânica e das retinas. Isso, na verdade, vale para tudo o que percebemos. Não é possível conhecer a realidade diretamente. Não há maneira de provar a existência individual de qualquer coisa, uma vez que a nossa consciência das coisas é criada por impulsos elétricos no sistema nervoso.

Quando a mente está profundamente calma, qualquer coisa pode trazer a iluminação súbita, até o vento. Quando era jovem, o mestre zen Yamada Mumon ficou muito doente, com tuberculose. Os médicos prognosticaram a morte dele e desistiram de tratá-lo. Ele viveu isolado por vários anos, resignou-se à morte, e sua mente gradualmente se tornou serena e imóvel. Em um dia ensolarado de verão, ele viu umas flores no jardim sendo sopradas pelo vento e experimentou um despertar profundo para a existência de uma grande força. Percebeu que essa vasta energia tinha dado vida a ele e a todos os seres, abraçando-o e vivendo através dele. Então escreveu o poema que se segue e, logo depois, curou-se da doença fatal:

> Todas as coisas estão abarcadas
> Na mente universal
> Disse o vento fresco
> Esta manhã.

O que Mumon Roshi chamou de "a mente universal" já foi batizado de muitos nomes. Ela não tem fronteiras, atinge todos os lugares através do espaço e do tempo e, no entanto, manifesta-se nada mais nada menos do que nas pequenas coisas, em cada respiração, cada som, cada pétala de flor que cai e flutua ao vento.

Conclusão: Conscientizar-se da respiração nas narinas é uma prática sutil de consciência plena. Experimente fazê-la. Durante horas. Não há risco, exceto a possibilidade de você ficar mais desperto para as mudanças sutis que tramam o tecido da vida.

38
Escute como uma esponja

Exercício: Escute os outros como se você fosse uma esponja, absorvendo o que dizem. Deixe a mente ficar quieta e apenas receba o que ouve. Não formule nenhuma resposta na mente, até que ela seja solicitada ou obviamente necessária.

LEMBRETE

Em lugares relevantes do seu dia a dia, coloque a frase "Escutar como uma esponja", ou a imagem de uma orelha e uma esponja.

DESCOBERTA

No mosteiro, chamamos esta prática de escuta atenciosa e notamos que não é muito fácil para a maioria das pessoas. Os músicos são treinados para fazer uma escuta atenciosa de notas musicais, por exemplo, mas não significa que sejam capazes de escutar da mesma forma uma pessoa com quem estão conversando. Os bons psicoterapeutas praticam a escuta atenciosa. Ficam em sintonia com as mudanças sutis de tom ou de qualidade que ocorrem na voz do paciente, as quais indicam algo mais profundo que o que é dito e eventualmente mascaram as palavras, um assunto incômodo, as lágrimas escondidas ou uma raiva que precisam ser explorados.

Os advogados são treinados para fazer o oposto, especialmente se trabalham na atmosfera de antagonismo do tribunal. Buscam falhas ou discrepâncias na fala dos adversários e, ao mesmo tempo, argumentam a réplica mentalmente. Isso pode funcionar bem no tribunal, mas não em casa, com o cônjuge ou os filhos, em particular com adolescentes.

Ao praticar a escuta atenciosa, mesmo quem não é advogado vai notar a presença de um debatedor interior, uma voz mental que diz "Termina logo de falar para eu dizer o que acho" e interfere com a escuta atenciosa, tranquila.

Ao fazer este exercício, descobrimos também quantas vezes num único minuto "saímos de cena" enquanto alguém está falando. A mente se volta para uma lista de compras ou um compromisso marcado na agenda, os olhos fitam alguém que está passando. A escuta atenciosa não é fácil. É uma habilidade que leva tempo para aprender.

ENSINAMENTO

Para fazer escuta atenciosa, é preciso deixar corpo e mente tranquilos. Isto é atenção plena em ação, manter um núcleo de silêncio interior num mundo ruidoso e movimentado. Quando você ouve com cuidado, fica consciente dos seus pensamentos como se fizessem parte do som de fundo. Do mesmo modo que o barulho de um carro que passa, você se dá conta dos seus pensamentos passando, mas não é perturbado por eles.

Quando se experimenta essa prática com um grupo ou uma comunidade, um dos aspectos mais interessantes é estar na posição da pessoa que fala, a fim de perceber como você se sente ou reage quando alguém o ouve atentamente. A maioria das pessoas sente gratidão por prestarem atenção nelas, sente que está recebendo afeto.

Uma cena do filme *Dança comigo?* sempre me emociona. Um homem cujo casamento terminou pergunta: "Por que as pessoas se casam?" E o outro responde: "Porque precisamos que alguém testemunhe a nossa vida. É como se você dissesse: 'Sua vida não vai passar despercebida, porque vai ser testemunhada por mim'".

Há uma recitação budista para invocar compaixão que destaca o papel da escuta ao cuidar de outras pessoas. "Vamos praticar a escuta tão atentamente a ponto de ouvir o que o outro diz e também o que não é dito. Sabemos que, ao ouvir profundamente o outro, já provocamos nele o alívio de uma grande dose de dor e de sofrimento."

Terapeutas treinados em escuta atenciosa dizem que ela pode, por si só, catalisar a cura. Em certos tipos de terapia, o terapeuta não fala nada, deixa a sabedoria do paciente emergir à medida que este ouve a própria fala.

Um estudante, criado num lar onde nunca era ouvido, disse que ter uma pessoa escutando-o com toda a atenção era como receber "o maná da vida". Por ser algo que não faz parte da sua experiência, algumas pessoas não se sentem à vontade com alguém que *apenas* ouve o que estão dizendo. A princípio, sentem-se como se estivessem sendo examinadas como uma cobaia de laboratório.

A escuta atenciosa pode também serenar as vozes difíceis da mente. Quando o seu crítico interior disser algo absurdo como: "Quantas rugas! Que ódio! Ninguém devia envelhecer!", você poderá simplesmente ter ciência do que ele está dizendo, sem acreditar nem reagir.

Conclusão: A escuta atenciosa é terapêutica por si só, e você não precisa de diploma de psicólogo para praticá-la.

39

Apreciar

Exercício: No decorrer do dia, pare e conscientemente identifique o que você é capaz de apreciar naquele exato momento. Pode ser algo sobre você próprio, sobre outra pessoa, o ambiente ou aquilo que o seu corpo estiver fazendo ou sentindo. É uma investigação. Seja curioso e se pergunte: "Existe alguma coisa que eu possa apreciar aqui e agora?"

LEMBRETE

Coloque a palavra "Apreciar" em lugares apropriados.

DESCOBERTA

Para tornar-se uma pessoa mais feliz ou ter uma perspectiva mais positiva das coisas, muita gente tem usado frases assertivas, repetindo para si coisas como: "Eu sou digno de amor" ou "Hoje o dia será bom e vai me trazer o que eu quero". Afirmações como essas podem ser valiosas em certos momentos, mas também podem encobrir um estado mental conturbado. Este exercício de atenção plena é diferente.

A prática da apreciação é uma investigação. Você seria capaz de descobrir, neste exato momento, qualquer coisa, em qualquer lugar, que seja motivo de apreço? Procure olhar, ouvir, sentir. Lembrou-se de algo? Com um pouco de paciência, você pode se dar conta de que há muitas coisas que merecem ser apreciadas, como estar vestido com uma roupa seca, estar bem alimentado, encontrar pela frente um balconista simpático, sentir nas mãos o calor de uma xícara de chá ou café.

Aquilo que experimentamos como positivo — por exemplo, o fato de estar bem alimentado — é uma das categorias de coisas a apreciar. Outra categoria é a das coisas que estão ausentes, como doenças ou guerra. Só apreciamos a ausência dessas coisas quando sofremos com a presença delas. Quando você se recupera de uma gripe forte, por certo tempo sente o prazer de estar saudável de novo, grato por não estar vomitando ou tossindo, feliz só de conseguir comer e andar. Só apreciamos a saúde quando ficamos doentes, a água quando estamos com sede, a eletricidade quando acaba a luz.

Este exercício ajuda a parar, abrir os sentidos e ficar receptivo ao que está disponível na vida aqui e agora.

ENSINAMENTO

Esta prática é propícia para cultivar a alegria. O termo budista para "alegria" é *mudita*. Significa mais do que apenas apreciar o que nos faz bem. Abrange a felicidade que sentimos em relação à alegria e à boa sorte de outras pessoas. Não é difícil sentir essa qualidade de alegria em relação às pessoas que amamos. Por exemplo, é fácil compartilhar a felicidade do filho que ganha um brinquedo novo. Mas o que acontece quando alguém de quem não gostamos ou temos ciúme recebe algo que também gostaríamos de ter, como um prêmio ou o reconhecimento público? Somos capazes de ficar alegres com a alegria dele? Isso já não é tão fácil.

Você já reparou que a mente foca no que está errado — errado com você, com as pessoas ao seu redor, com o seu trabalho e com o mundo? A mente é como um advogado que lê o contrato "Minha vida" à procura de falhas e violações. A mente é magneticamente atraída para o negativo. Basta observar as notícias. O que prende a atenção dos leitores ou telespectadores são as catástrofes naturais ou provocadas pelo homem, por guerras, incêndios, tiroteios, explosões, o *recall* de brinquedos ou carros potencialmente perigosos, epidemias e escândalos. Por que a mente tem atração por coisas negativas? É porque não precisa se preocupar com a possível ocorrência de coisas positivas. Se uma coisa boa acontece, ótimo, mas a mente a deixa de lado rapidamente. A mente está preocupada em nos proteger do negativo, do perigoso.

Infelizmente, isso significa que a negatividade começa a temperar a nossa consciência, frequentemente sem nos darmos conta disso. Se não estivermos atentos a essa tendência sutil da mente ao pessimismo, isso poderá crescer sem notarmos, levando a estados de espírito sombrios, como medo e depressão. Para contrabalançar essa tendência, afastar o hábito mental da negatividade sutil e ficar mais contente com a vida, é preciso usar o antídoto de *mudita*.

Conclusão: Maezumi Roshi sempre nos estimulava: "Aprecie a sua vida!" Ele se referia tanto à nossa vida diária quanto à nossa Grande Vida. Elas não estão separadas.

40

Sinais de envelhecimento

Exercício: Durante uma semana, preste atenção nos seus sinais de envelhecimento, nos de outras pessoas, animais e plantas, e até nos de objetos inanimados. Como sabemos que algo está envelhecendo?

LEMBRETE

Coloque a palavra "Envelhecimento" ou imagens de uma pessoa idosa em lugares relevantes, particularmente no espelho do banheiro.

DESCOBERTA

No mosteiro, este exercício gera um monte de *insights* e discussões animadas. Quando prestamos atenção nisso, vemos sinais de envelhecimento em todo lugar. As frutas apodrecem, as pétalas das flores murcham e caem, os edifícios se deterioram, os carros enferrujam. Mais ou menos depois dos 30 anos, os jovens relatam desânimo com o fato de que seu corpo não tem um desempenho tão bom nem se recupera tão rápido quanto antes. Lembro-me de uma vez em que torci o tornozelo e, um mês depois, ainda o sentia instável e dolorido. Fiquei indignada. Por que o meu corpo não estava fazendo o que a minha mente queria, como sempre? Eu achava que a dor desapareceria da noite para o dia, como acontecia na adolescência.

Um rapaz de 30 anos relatou que não gostava de ser chamado de "homem". Sua mente dizia: "Meu pai é um homem, não eu". Não gostava de perceber que já tinha alguns fios grisalhos. Muitos jovens admitiram resistência em "crescer" e assumir qualquer grau de responsabilidade neste mundo complexo, veloz. As escolhas parecem perturbadoramente infinitas, e a possibilidade de oferecer ao mundo alguma contribuição positiva parece mínima.

Por volta dos 40, muitos percebem que, no mínimo, metade da vida já passou. É provável que façam um balanço e se perguntem: "O que eu gostaria de realizar enquanto ainda tenho força física e mental? De que sonhos quero abrir mão?" Após os 50, muita gente relata que se olha no espelho e fica espantada de ver seus pais ou avós refletidos ali: "Como fiquei tão velho?" Ficam admirados de ver que suas mãos têm rugas ("Apareceram aí quando eu não estava prestando atenção!"). Ou ficam assustados de não conseguir abrir a tampa de um pote de vidro ou de querer ir para a cama bem cedo, desmaiando de cansaço.

Uma mulher na casa dos 70 anos contou que evitava se olhar no espelho porque só enxergava as rugas, que detestava. Perguntamos ao grupo: "Quantas pessoas reparam nas rugas da Betty quando falam com ela?" Ninguém levantou a mão. Betty ficou surpresa de constatar que ninguém, exceto o seu próprio crítico interior, estava abalado com as suas rugas. Então alguém disse: "Bom, eu reparo porque as acho bonitas".

O desânimo surge quando a nossa idade interior não coincide com a idade do corpo. Uma pessoa sugeriu que a nossa idade interior talvez fique presa à idade em que fomos mais felizes na vida. Um homem disse: "Achava que, quando ficasse mais velho, ficaria naturalmente mais sábio, mas agora acho que é preciso trabalhar para isso". "E como fazer isso?", alguém perguntou. "Acho que é preciso começar a prestar atenção de verdade."

ENSINAMENTO

A essência deste exercício é tornar-se consciente da impermanência. Todas as coisas estão continuamente envelhecendo e se desintegrando. Cada vez temos que nos esforçar mais para manter as partes unidas. Em uma ocasião, eu estava hospedada numa casa imaculada e bela. Os anfitriões idosos tinham dinheiro suficiente para mantê-la perfeita em todos os detalhes. No entanto, no banheiro do porão, onde eles nem entravam mais, justamente por causa de limitações da idade, notei uma mancha no assento do vaso sanitário, onde a pintura estava lascada. Subitamente imaginei o futuro avançando rápido, a bela casa ficando sem manutenção por algumas décadas, deteriorando-se, até cair aos pedaços.

Uma pessoa que fez este exercício disse: "Experimentei ficar consciente de todas as coisas que estão envelhecendo — este chá, este biscoito, este tapete —, mas, à medida que a minha consciência se estendeu a tudo, fiquei assustado, e a minha mente se fechou". Pois é.

Um homem tentou descobrir a exata sensação que indicava quantos anos ele tinha. Seria um toque, uma temperatura, um som, um gosto? Não conseguiu saber. A noção de envelhecimento depende de comparação. Sem comparação, existe apenas sensação, sem nenhum atributo adicional de idade. Meu olfato não é mais tão aguçado como era antes. Só sei isso, e só vou sofrer por causa disso se a minha mente se lembrar do tempo em que eu sentia "melhor" os cheiros e lamentar essa perda.

Conseguimos apreciar muito melhor a passagem do tempo em outras formas de vida. Gostamos de olhar uma sementinha de tomate abrigada na palma da mão. Ficamos animados quando surge o primeiro broto verde, depois saboreamos os frutos vermelhos suculentos que ele produz. Não nos sentimos traídos quando as folhas e os caules da planta secam e ficam marrons. E até curtimos o processo de destacar os talos mortos e colocá-los na pilha de compostagem. É muito mais difícil apreciar cada momento da nossa vida com esse frescor e desprendimento, sem um antes, sem um depois, só este momento aqui e agora, do jeito que é — bebê, criança, jovem, adulto, idoso, morrendo.

Conclusão: Se repousamos no momento presente, não temos idade.

41

Chegue na hora

Exercício: Durante uma semana, faça um esforço para chegar na hora em todos os seus compromissos. Avalie o que "chegar na hora" significa para você e para os outros. Observe o que o impede de chegar na hora e o que surge na sua mente quando você ou os outros se atrasam. Se você é uma pessoa que está sempre no horário, pode experimentar chegar aos lugares alguns minutos atrasado e ver o que acontece externa e internamente.

LEMBRETE

Coloque fotos de um relógio de parede ou relógio de pulso em locais estratégicos. Para ajudar a lembrá-lo de chegar na hora, acerte o despertador para tocar cinco minutos mais cedo que o habitual na hora de acordar e também para os seus compromissos.

DESCOBERTA

Há indivíduos que têm o hábito de chegar cedo. Consideram uma questão de educação e de ficar em harmonia com um grupo. Podem se descobrir cada vez mais irritados com quem chega atrasado. Outros admitem que estão sempre atrasados. Não gostam de ter que esperar um evento começar — ficam entediados ou acham que estão perdendo tempo. Chegar cedo deixa algumas pessoas ansiosas, elas se sentem desconfortáveis por chegar primeiro numa reunião ou num jantar. Uma jovem superou essa ansiedade oferecendo-se para ajudar, ou relaxando e conversando informalmente com os anfitriões e com outros que também chegaram cedo.

Tem gente que chega sempre correndo, em cima da hora. Se alguém chega atrasado ao ensaio do coral ou a uma aula, por exemplo, parece que vira uma bola de neve, e os outros começam a chegar atrasados também. Este exercício traz diferenças culturais à tona. No Japão e na Alemanha, os trens são extremamente pontuais, então é mais fácil chegar na hora nesses países do que nos Estados Unidos, onde as pessoas se enervam sentadas sozinhas em automóveis empacados em congestionamentos. Um jovem americano que lecionava no Japão contou que certo dia estava um pouco atrasado e resolveu telefonar para o diretor da escola avisando. Ele esperava que o diretor fosse agradecer por ele ter avisado, mas, em vez disso, ouviu o seguinte: "No Japão, pensamos nos outros". Por esses trinta minutos de atraso, descontaram-lhe quase um dia inteiro do salário. Dali em diante, nunca mais chegou atrasado.

Há quem adiante o relógio de propósito, para enganar a mente e assim chegar na hora. Outros estabelecem um falso prazo, a fim de gerar ansiedade suficiente para entregar a tarefa a tempo. Outros ainda avaliam que chegam atrasados porque têm dificuldade de parar o que estão fazendo ou de reservar tempo suficiente para se arrumar. Frequentemente, descobre-se que o atraso acontece porque se tenta espremer muitos afazeres em pouco tempo, como uma ida ao supermercado ou um último *e-mail* antes de sair de casa. E, nessas situações, a pessoa nunca consegue achar a chave do carro, entra de novo em casa como um tufão, procura freneticamente, por fim encontra, de forma triunfal, e aí se dá conta de que está novamente atrasada. Chegar na hora pode demandar a mudança não só de um, mas de vários hábitos, como separar a roupa que se vai vestir ou preparar o almoço do dia seguinte na noite anterior.

Este exercício pode revelar várias vozes interiores. O crítico interior pode surgir, dizendo: "Como você é burro! Não sabe nem ler as horas? Está sempre atrasado! Acho que o patrão está se preparando para te demitir. E aí, como é que você vai pagar aluguel e comprar comida? Você não tem jeito!" Outra voz interior que pode aparecer é a do racionalizador. Assim que você constata que está atrasado, essa voz começa a inventar e ensaiar desculpas: "O despertador não tocou"; "Recebi um telefonema/*e-mail* urgente bem na hora em que estava saindo"; "O trânsito estava horrível!" Mas a verdade nua e crua é "Estou atrasado". A única outra coisa que vale a pena dizer é "A responsabilidade é minha, desculpe". É isso aí.

Quem nunca se atrasa pode experimentar um exercício diferente. Por exemplo, observar a sua mente julgando quem chega atrasado. Ou fazer o exercício de chegar atrasado de propósito e observar o que acontece no corpo e na mente!

ENSINAMENTO

Este exercício não é realmente sobre tempo. É sobre estados mentais e hábitos arraigados. Em outras palavras, é sobre o "ser construído". Se uma pessoa tem a si própria em alta conta, começa a achar que o tempo dela vale mais que o dos outros. Prefere ser a última a chegar porque tem tanta coisa importante para fazer que não quer "perder tempo sentada, batendo papo". Talvez a identidade dela esteja ligada à alta produtividade, portanto conversar com os colegas de trabalho não é visto como algo que tenha valor.

Ou quem sabe a pessoa é tímida. Sente-se pouco à vontade de entrar num ambiente e ter que decidir onde sentar, iniciar uma conversa, olhar os outros nos olhos. Prefere chegar discretamente um pouco atrasada e se acomodar em seu pequeno papel previsível na pauta do encontro a chegar cedo e ficar angustiada com o que fazer numa situação social não estruturada.

Viajar para o exterior muitas vezes traz a percepção de que o tempo é uma construção humana, uma conveniência, uma convenção que criamos para fazer com que os eventos e as pessoas coincidam. Em diversas culturas não ocidentais, o tempo é mais flexível. A extensão de um dia é regida pela duração da luz do sol ou mesmo do luar. Um dia de inverno é mais curto, uma noite de lua cheia dura mais. Não existe hora exata para se encontrar. A reunião vai acontecer quando chegar a hora. E a hora chega quando todo mundo chegou.

Há quem perceba a mente dizer que nunca há tempo suficiente, o que provoca ansiedade e até raiva. "Se eu tivesse mais tempo!" É preciso perguntar à mente: quanto tempo seria suficiente? Quanto tempo seria demais? Em longos retiros de meditação em silêncio, o tempo se torna elástico. Uma hora pode passar voando quando a mente está quieta e focada. Alguns poucos minutos podem parecer uma hora, especialmente quando há partes do corpo reclamando.

Quando pensamos, dividimos a vida em pedaços chamados "tempo". Há o tempo futuro, que se aproxima, chega e logo se torna o tempo passado. O momento presente parece minúsculo e impossível de apreender. Quando estamos conscientes, sem pensar, ficamos alinhados à natureza fluida da existência em constante transformação. O momento presente é tudo o que existe; o tempo torna-se irrelevante. Quando vivemos mais na consciência que no pensamento, o tempo parece se ajustar de forma a haver tempo suficiente para cada coisa se realizar plenamente e então desaparecer.

Conclusão: No momento presente, sempre existe abundância de tempo.

42
Adiar, enrolar, deixar para depois

Exercício: Conscientize-se da procrastinação, o ato de adiar algo que precisa ser feito. Preste atenção no desejo de procrastinar e como você faz isso — ou seja, qual é o seu método de atraso? Observe mais claramente o que leva você a deixar as coisas para depois e veja quais seriam as estratégias para mudar ou superar isso.

LEMBRETE

Coloque a pergunta "Deixar para depois?" em lugares-chave, onde você sabe que costuma adiar tarefas, tais como o quarto (perto de uma pilha de roupa usada), a cozinha (perto de uma pilha de pratos para lavar) ou o banheiro (no armário bagunçado de remédios). Você também pode colocar esse aviso em lugares ou coisas que usa como escape para não fazer o que tem que fazer, por exemplo, tevê, *video game*, computador.

DESCOBERTA

Quando trocamos ideias sobre este exercício, a maioria dos alunos foi capaz de identificar alguma atividade que vinha adiando — um telefonema, um relatório, uma carta, um formulário de inscrição, uma conversa importante. Uma mulher declarou que estava começando em fevereiro a escrever a sua tradicional carta de fim de ano para os amigos e a família. E sentia-se obrigada a escrever uma breve nota personalizada em cada cópia da carta, o que, por si só, levaria mais um mês. Ao investigar o tema da procrastinação, ela constatou que adiava o envio das cartas porque, uma vez que as enviasse, começaria a achar que não tinham ficado perfeitas. Esse é um exemplo de como o nosso crítico interior nos pega na ida e na volta. Se enviar as cartas e estas não estiverem perfeitas, o crítico interior vai lhe "dar uma surra". Se adiar o envio na tentativa de aperfeiçoar as cartas e acabar enviando-as com atraso, ou nunca as enviar, o crítico interior ficará aborrecido do mesmo jeito. Não há vencedores na terra do crítico interior. Seu único papel é criticar, e ele faz isso muito bem.

Um homem ficou adiando o preenchimento de um formulário de inscrição e se pegou inventando desculpas como "Se não fosse por tal e tal coisa, eu teria tido tempo para o formulário", quando o que acontecia na realidade é que ele desperdiçava o tempo disponível que tinha. Uma aluna descobriu que procrastinava a cada passo — ao sentar para digitar uma carta, revisá-la, imprimi-la, achar os envelopes e depois encontrar o endereço correto. Ela comentou: "Tenho na cabeça essa noção de que cada passo vai ser muito mais difícil ou levar muito mais tempo do que ocorre na realidade".

Há muitas oportunidades no dia a dia para adiamentos ou preguiça: deixar um prato sujo na pia para lavar depois ou para outra pessoa lavar, tirar a roupa e jogar no chão, deixar a cama desarrumada de manhã, não pegar algo do chão que caiu fora da lata de lixo etc.

Esta prática envolve adotar um novo lema: "Fazer já".

Um homem notou que procrastinava o dia inteiro, a começar por sair da cama de manhã. Alguém comentou que ele superou esse problema quando constatou que adiar só piorava as coisas. Quanto mais ele evitava sair da cama, mais difícil era se levantar. Por isso, agora ele sai da cama assim que o despertador toca. Descobriu que, se ficava enrolando muito para montar na bicicleta e ir para o centro de meditação, acabava se atrasando tanto que decidia não ir mais, com receio de chegar atrasado.

Acabou concluindo que, "com tantas considerações, a mente acaba impedindo a gente de ser sincero".

ENSINAMENTO

O antídoto para a procrastinação é assumir a responsabilidade por tudo, desde a bagunça pessoal, incluindo a bagunça física — a xícara usada ou a cama desfeita —, até a bagunça psicológica, inclusive os mal-entendidos e os erros. No mosteiro do meu professor, no Japão, se você quebrar qualquer coisa, mesmo que seja um pratinho que já estava lascado, tem que avisar e pedir desculpas. Tudo no mosteiro é responsabilidade de todos.

Ficamos tão ocupados com as diversas atividades da vida diária, que facilmente adiamos a tarefa mais essencial do ser humano. Em algumas religiões, essa tarefa vital é descrita como "unir-se a Deus" ou "seguir o exemplo de Cristo". O budismo a chama de "despertar". Temos uma certa compreensão da importância de nossa prática espiritual, mas, de alguma forma, ela acaba marginalizada em função das muitas outras coisas que temos que fazer para nos alimentarmos, vestirmos, abrigarmos, criarmos filhos e assim por diante.

Há pessoas que adiam as coisas porque optam por aquilo que dá prazer imediato e demanda pouco esforço, como ir ao cinema em vez de terminar o trabalho de conclusão de curso. Ignoram as consequências futuras, adversas e inevitáveis. Outras as adiam por aversão. Ficam tensas e oprimidas com a ideia de iniciar uma tarefa e não percebem que deixá-la de lado só aumenta a ansiedade.

Muitos bons projetos jamais são iniciados ou concluídos por causa do medo do fracasso ou da crítica que virão após o projeto se concretizar. Há quem use os devaneios ou o álcool para esquecer tudo e evitar fazer um trabalho.

A procrastinação é, por definição, contraproducente. Muitas vezes, provoca justamente aquilo que se quer evitar, o sofrimento. A essência da prática da atenção plena é parar de fugir. A ideia é parar, dar meia-volta e ir ao encontro do que estava sendo adiado. Coloque a tarefa ainda não realizada no topo da lista dos seus afazeres e enfrente-a logo ao acordar, antes de a procrastinação se instalar.

Uma noite, visitei uma mulher de meia-idade que estava morrendo de câncer. Tinha sido uma acadêmica respeitada, tradutora de textos chineses antigos sobre budismo. Mas naquele momento era um esqueleto coberto de pele, deitada numa enorme cama branca. Restavam-lhe só mais alguns dias de vida. No fim da conversa, quando me preparava para ir embora, ela disse tristemente: "Sempre achei que no futuro arrumaria tempo para finalmente praticar meditação. Agora não tem mais futuro". Recordar as palavras dela muitas vezes me ajuda a ter discernimento sobre o que é importante e a não procrastinar.

Conclusão: Se você tivesse só mais uma semana de vida, qual seria a coisa mais importante que faria ou diria? Não deixe para depois.

43
A língua

Exercício: Durante uma semana, ao comer ou beber, tome consciência da sua língua. Se perceber a mente vagando durante a refeição, traga-a de volta para prestar atenção na língua. Procure identificar: "O que a minha língua está fazendo ou sentindo *agora*?" Fique atento às mudanças de temperatura, textura, sabor, tempero. Em que ponto a sua língua sente os diversos sabores de forma mais aguçada? Como ela está se movendo?

LEMBRETE

Coloque imagens de uma língua nos lugares onde você costuma comer.

DESCOBERTA

Se for difícil observar o que a língua está fazendo, reduza os movimentos dela de propósito e volte a comer bem devagar. Veja o que acontece. É possível saborear uma bebida, colocar uma porção de alimento na boca, mastigar, engolir sem a ajuda da língua? As pessoas notam que, quando param de mexer a língua e tentam mastigar, a mastigação vira um movimento inútil de dentes mascando ruidosamente. A língua é um ser muito ocupado. Quase nunca está em repouso. Ela ajuda muito durante as refeições, na mastigação, na deglutição, na degustação e na limpeza. Ela se atira rápido sobre os dentes de baixo, depois se recolhe, misturando, movimentando e dividindo o alimento uniformemente de cada lado. Age como uma espécie de zelador, sondando a boca toda com a sua ponta sensível, buscando restos de alimento, verificando se os dentes estão limpos.

A língua detecta sabores, incluindo os sabores básicos: doce, salgado, azedo e amargo. Uma pesquisa recente mostra que a língua sente também o *umami* (sabor penetrante como o das proteínas), o cálcio, a gordura, o mentolado, o apimentado e os gostos metálicos. A língua é ainda responsável pela deglutição. É interessante tentar perceber como ela decide quando é hora de engolir. Ao executar essa tarefa de atenção plena, rapidamente se descobre que seria muito difícil comer, beber ou mesmo falar sem a língua. A antiga prática de cortar a língua de uma pessoa era de fato um castigo muito cruel.

ENSINAMENTO

Este exercício da língua é um dos melhores exemplos do poder da atenção plena. Quando focamos a mente tranquila em qualquer coisa, por menor que seja, ela se mostra e revela todo um universo, um universo que sempre esteve lá, mas de alguma forma se mantinha

A língua

escondido. No caso da língua, ela estava literalmente escondida bem debaixo do nosso nariz. Normalmente, não ficamos conscientes da língua enquanto ela executa as suas múltiplas tarefas. Só quando a gente morde ou queima a língua é que se dá conta dela. As pessoas costumam ficar admiradas quando começam a prestar atenção na língua. "É como se fosse um homenzinho que vive dentro da boca, sempre cuidando das coisas lá dentro."

A língua exerce melhor a sua função quando não interferimos. É um bom exemplo de como uma parte do corpo pode ter um desempenho mais satisfatório quando saímos do caminho, sem tentar controlá-la. Seria impossível mandar a língua fazer o trabalho dela: "Coloque esse pedaço de comida do lado direito. Cuidado! Aí vêm os dentes, saia do caminho! É hora de engolir — não, espere! Não agora que eu estou inspirando!" Seria igualmente impossível conceber um programa de computador que fosse sofisticado o bastante para fazer o que a língua faz.

A língua cuida de nós desde antes de nascermos, 24 horas por dia, mas praticamente só temos consciência dela quando se machuca. Dificilmente reconhecemos ou apreciamos seu apoio e cuidado (e esse é apenas um exemplo — ignoramos também muitos outros). Vivemos a maior parte do tempo inconscientes da presença contínua da terra sob os nossos pés nos dando suporte a cada passo, ou do ar que nos envolve com a mistura certa de 21 por cento de oxigênio, 78 por cento de nitrogênio e vapor d'água, necessários à existência da vida. Tão certo quanto é possível tomar consciência da vida oculta na língua, é possível também, por meio da prática, reconhecer as diversas bênçãos que nos são concedidas na vida.

Conclusão: A língua tem sabedoria própria. Como quase tudo, funciona melhor quando não tentamos controlá-la.

44

Impaciência

Exercício: Fique atento para perceber quando a impaciência surge no seu dia. Observe os sinais do corpo (dedos tamborilando) e as falas interiores ("Anda logo!") que acompanham a impaciência. Pergunte-se: "Por que estou com pressa? Quero chegar na frente do quê?" Veja que respostas lhe vêm à cabeça.

LEMBRETE

No ambiente por onde você circula, coloque avisos dizendo: "Repare na impaciência", especialmente em lugares onde é provável você ficar impaciente.

DESCOBERTA

A impaciência é uma experiência comum no mundo moderno. Ficamos impacientes quando o tráfego desacelera ou para, quando alguém está atrasado para uma reunião, quando temos que esperar e "não fazer nada". Os sinais de impaciência do corpo são diferentes em cada indivíduo. Incluem o aumento do batimento cardíaco, o tamborilar dos dedos, o balançar das pernas, um aperto no peito ou no estômago, nervosismo. Ao fazer esse exercício, descobri que sempre me inclino para a frente quando estou dirigindo, como se dirigir fosse um desperdício de tempo e eu pudesse chegar mais rápido me inclinando para a frente.

Os sinais mentais de impaciência incluem negligência, agitação, irritabilidade e certos tipos de frases internas, às vezes ditas em voz alta, como: "Não consigo acreditar quanto tempo isso está demorando"; "Por que a demora?"; "Seu idiota, mexa-se!", e muitas outras expressões fortes.

Pode ser interessante observar onde ou quando você aprendeu a ser impaciente. Seus pais não eram pacientes? Você aprendeu na escola porque tinha um professor cuja aula era desinteressante ou porque o ritmo era muito rápido ou muito lento? Quem está tomado pela impaciência geralmente tem dificuldade de esperar alguém terminar de falar; interrompe com uma réplica prematura, porque acha que sabe o que será dito e não aguenta esperar — um antídoto para isso é a prática da escuta atenciosa, descrita no exercício 38.

A impaciência nasce do movimento da mente de avançar para o futuro e tentar forçar o tempo a andar mais rápido. Quando aprendem a detectar os primeiros sinais de impaciência, as pessoas descobrem que ela desaparece se dirigirem a consciência para qualquer aspecto do momento presente — a respiração, o toque da roupa sobre a pele, os sons da sala.

ENSINAMENTO

A impaciência é um aspecto da aversão, um dos três venenos descritos no pensamento budista (os outros dois são o apego e a ilusão). A noção de "veneno" é apropriada, uma vez que esses três sentimentos podem mesmo nos deixar doentes mental e fisicamente. O termo *aversão* refere-se à nossa crença equivocada de que, se pudéssemos nos livrar de algo ou alguém, ficaríamos felizes. Se eu pudesse pedir demissão ou encontrar um parceiro mais amoroso, se todos os criminosos fossem para a prisão, se pudéssemos nos livrar de todos os terroristas, se pudéssemos nos livrar das pessoas impacientes, o mundo seria um bom lugar onde viver. A impaciência é uma das formas mais leves de aversão.

Quando a mente vocaliza a impaciência ou o corpo a revela, pode ser útil questioná-la: "Estamos correndo para acabar logo e depois fazer o que mesmo?" Normalmente, a mente diz: "Para começar a próxima coisa". Você, então, repete a pergunta: "Pois bem, queremos terminar logo isso para passar para a próxima coisa, para em seguida fazer o que mesmo?" A cada resposta, continue a perguntar: "E depois o quê?" Você chega à conclusão de que a mente está numa corrida para chegar ao final desse minuto, dessa hora, desse dia e, por extensão lógica, para chegar ao final da semana, ao fim do ano e... até ao fim da vida? À medida que aceleramos, precisamos lembrar que, em última análise, estamos correndo em direção ao fim da vida. É isso que realmente queremos?

Também queremos acabar logo de uma vez as tarefas que consideramos chatas ou tediosas, como lavar pratos, para poder fazer o que achamos interessante ou relaxante, como comprar alguma coisa *on-line* ou assistir a um filme. Quando aprendemos a levar a atenção plena para todos os aspectos da nossa vida, momento a momento, as atividades que tínhamos pressa em concluir ficam interessantes. Quando a mente não faz força para nos empurrar para o futuro, essas atividades também podem ser relaxantes.

A impaciência é uma forma de raiva, e sob a raiva/aversão sempre está o medo. Se o medo puder ser nomeado, você poderá começar a dissipar a raiva. Pergunta: que medo está por baixo da impaciência?

É o medo de que não haja tempo suficiente. Esse medo é, ao mesmo tempo, real e irreal. Real porque nunca sabemos quando a nossa vida vai acabar, e há muitas coisas que queremos fazer e experimentar antes de morrer. E irreal porque o tempo é uma criação da mente. Quando conseguimos aquietar a mente, entrar na consciência pura e deixar o fluxo dos acontecimentos em harmonia, o tempo desaparece. A tranquilidade do eterno se abre, e ficamos em paz.

Conclusão: A impaciência rouba a nossa vida. Quando esse sentimento surgir, mergulhe no momento presente, respirando, ouvindo e sentindo as sensações.

45

Ansiedade

Exercício: Conscientize-se da ansiedade. Observe todas as sensações corporais, as emoções e os pensamentos associados à ansiedade. Coração disparado? Pensamentos acelerados? Observe quando a ansiedade surge no seu dia pela primeira vez. Quando você toma café, quando assiste ao noticiário, quando chega à escola ou ao trabalho? Várias vezes por dia, faça uma breve pausa para avaliar se a ansiedade está presente dentro de você. Você pode também tentar observar o que piora a sua ansiedade e o que a alivia.

LEMBRETE

No ambiente por onde você circula, coloque papeizinhos com a pergunta: "Está ansioso?", ou imagens de rostos ansiosos. Ao reparar num lembrete, faça uma pausa para avaliar os sinais e sintomas de ansiedade.

DESCOBERTA

Muita gente fica espantada quando descobre que a ansiedade é uma companheira mais constante do que imaginava. A cultura moderna é tão permeada pela ansiedade que várias vezes a pessoa só percebe que está ansiosa quando a mente fica mais silenciosa e sintonizada através da prática da atenção plena e das transformações no corpo e na mente. A ansiedade pode surgir quando soa o alarme do despertador ou quando o telefone toca. Tem gente que já acorda ansiosa. Uma mulher relatou: "A ansiedade fica na cabeceira da minha cama, esperando para atacar assim que abro os olhos. Se continuo de olhos fechados, consigo adiá-la". Outros se dão conta de que a ansiedade os aguarda nas notícias do jornal, na primeira xícara de café ou no caminho para o trabalho.

Cada pessoa tem sensações corporais diferentes que sinalizam que "a ansiedade está chegando". O coração bate mais rápido, a respiração se torna mais ligeira, forma-se um nó no estômago, as axilas formigam, as pernas começam a balançar. Cada um tem pensamentos diferentes que acompanham a ansiedade. "Mais um fracasso." "Ele vai terminar comigo." "Essa situação não tem saída." "Estou doente e vou morrer disso."

Quem consegue identificar episódios de ansiedade em si mesmo e depois observá-los começa a enxergar os padrões que os cercam: o tipo de acontecimento ou situação que semeia a ansiedade, fazendo-a aumentar rapidamente. Essas sementes muitas vezes foram plantadas na infância. Um homem cujo irmão quase o sufocou até a morte numa brincadeira de criança conscientizou-se de que fica ansioso ao vestir uma camisa de colarinho apertado ou uma malha de gola alta.

ENSINAMENTO

A ansiedade é uma manifestação daquilo que Buda chamou de "visão da personalidade", a noção de que eu sou um eu isolado e solitário, ameaçado pelo "outro" por todos os lados. É muito importante aprender a reconhecer a ansiedade em suas primeiras manifestações e desenvolver ferramentas para dissipá-la. A respiração profunda é um poderoso antídoto contra ela.

É preciso procurar a base da ansiedade para enxergá-la claramente. A ansiedade é sempre acompanhada de pensamentos que podem tomar a forma de uma fala interior muito sutil para ser detectada a princípio. Esses pensamentos têm ligação somente com o passado ou com o futuro, mesmo que seja uma fração de segundo atrás ou uma fração de segundo a partir de agora. Quando a mente descansa no presente, não há pensamentos. Apenas vivência da experiência. Mesmo quando o acontecimento é perigoso, como um acidente de carro, simplesmente vivenciamos o acidente, muitas vezes de maneira vívida e em "câmera lenta". O medo e a ansiedade vêm depois. "Bati no meio-fio e derrapei. Podia ter morrido. Meus filhos estariam órfãos! E se isso acontecer de novo?" Os pensamentos podem iniciar a ansiedade, e também aumentá-la. Quando você está no carro e tem pensamentos ansiosos, não está "apenas dirigindo". Não é seguro dirigir e falar ao celular, certo? E o que dizer, então, sobre falar no "celular interior", dentro de você?

Durante a maior parte da vida, existimos num dos seguintes estados: em pé, alertas e ansiosos (quando estamos acordados); ou deitados, relaxados e à vontade (quando estamos dormindo). Na meditação, combinamos o melhor desses dois estados, movendo-nos na direção de um estado em que a mente está calma mas alerta, o corpo está ereto mas relaxado, e o coração está aberto mas forte.

Ao perceber que a ansiedade começa a se formar, é hora de se conscientizar: "Ah, a ansiedade está presente". A ansiedade é sustentada pelos pensamentos, por isso afastamos a mente dos pensamentos, focando-a em uma prática saudável e neutralizadora, como a respiração profunda ou a bondade amorosa. Aos poucos, aprendemos a detectar e desarmar a ansiedade cada vez mais cedo. Os hábitos arraigados ou as "rotinas mentais" que a ansiedade criou ficam enfraquecidos, e ela já não tem poder sobre nós.

Há quem diga: "Bom, se eu me libertar da ansiedade, vou parar de fazer planos para o futuro. Só de pensar em abandonar a ansiedade, já fico ansioso. Vou virar uma água-viva, flutuando por aí, levada pelas correntezas da vida". Quem pensa assim está confundindo abandonar a ansiedade com parar de fazer planos. Ansiedade e planejamento são coisas completamente diferentes. A primeira é a camada de sofrimento que a mente assenta sobre os planos. Na verdade, a ansiedade interfere num bom planejamento. Ela é autocentrada e nos faz perder a objetividade. Um bom planejamento surge da objetividade, não da emoção.

Uma dica importante para afastar as garras da ansiedade do seu coração é encontrar uma maneira de mudar do pensamento para a experiência. Em particular, experimente com o corpo, sentindo o fluxo da respiração, ouvindo sons óbvios e sutis, olhando para as cores e os padrões de claro e escuro. Quando você está verdadeiramente presente, o tempo parece lento, e tudo se torna mais vívido. Uma coisa segue outra em perfeita ordem, e as nossas preocupações desaparecem. Tudo fica bem novamente.

Conclusão: A ansiedade é a destruidora sutil e abrangente da felicidade. Nasce dos pensamentos de passado e futuro. Não consegue existir no presente.

46
Dirigir com atenção consciente

Exercício: Dirija o seu carro mantendo uma atenção consciente. Observe os movimentos do seu corpo, os movimentos do carro, os sons, hábitos e pensamentos envolvidos na condução. Se você não dirige, pode andar de bicicleta com atenção consciente, ou manter a atenção consciente enquanto anda de ônibus, trem ou de carona no carro de alguém.

LEMBRETE

Coloque um aviso no volante ou painel do carro: "Atenção consciente ao dirigir". Mas na hora de dirigir é melhor tirar esse aviso, para não criar uma distração visual. Antes de sair do carro, recoloque o lembrete, para que fique à vista quando você usar o carro novamente.

DESCOBERTA

Muita gente acha que esse exercício faz surgir a "mente de principiante", pois ajuda a parar de dirigir no "piloto automático" e perceber todos os movimentos sutis envolvidos na condução. Você pode começar a fazer este exercício de atenção plena assim que entrar no carro. Procure sentir a pressão do assento nas coxas, nádegas e costas. Os pés apoiados no chão. A pressão da chave de metal ao dar a partida. As vibrações que indicam que o carro está em funcionamento, e não parado. Observe de que forma as suas mãos seguram o volante. Na parte superior, nas laterais, na borda inferior? De um lado só ou dos dois? Que emoções se manifestam durante a condução? É comum ouvir relatos sobre pessoas que, por exemplo, ao levarem uma fechada, experimentam explosões de raiva que acabam com a serenidade mental.

Gosto de prestar atenção na sensação da rua, estendendo a minha consciência através dos pneus até chegar ao asfalto, como se a carroceria do carro fosse o meu corpo e os pneus, os meus pés. Fico atenta aos solavancos e às vibrações do carro quando ele passa da calçada para a rua, da rua para a estrada. Presto atenção nos sons da condução, do motor, do vento, dos pneus.

Certa vez, levei o mestre zen japonês Harada Roshi de Washington para o Oregon. Quando cruzamos a fronteira do estado, achei que ele estava cochilando, mas imediatamente ele comentou que o som e a textura da estrada tinham mudado. Fiquei impressionada com o seu nível contínuo de consciência e prometi continuar a desenvolver o meu.

Ao fazer o exercício de dirigir com atenção consciente, constata-se que cada motorista tem um estilo próprio de conduzir o carro. Uns dirigem devagar e timidamente, deixando os passageiros impacientes, outros avançam o sinal amarelo e fazem os passageiros enjoarem nas curvas fechadas. Há motoristas que olham a paisagem, comem e falam ao celular enquanto dirigem, outros mantêm os olhos fixos na rua, de prontidão para os imprevistos.

A condução consciente pede uma consciência relaxada, alerta. Quando pratico a condução consciente, imagino o que no zen chamamos de "uma linha reta". Significa que, independentemente do número de curvas, da quantidade de vezes em que será preciso parar e começar de novo, dos tantos desvios que será necessário negociar, você permanece ciente do seu destino e firme no seu propósito.

ENSINAMENTO

Hoje em dia, passa-se muito tempo dentro de um carro, por isso este exercício ajuda a responder à pergunta: "Como acho tempo para praticar a atenção plena?" Estar consciente ao dirigir fornece vários minutos diários de prática extra e ajuda a chegar revigorado ao destino. Como todas as práticas de atenção plena, a condução consciente inclui corpo, mente e coração.

A questão fundamental subjacente a todos os exercícios de atenção plena é: "Você está disposto a mudar?" A condução consciente envolve disposição para mudar os hábitos de dirigir. Normalmente, só estamos dispostos a mudar quando a vida não está do jeito que gostaríamos, quando estamos sofrendo. Por exemplo, você pode decidir não mais ultrapassar o limite permitido só depois de ter sido pesadamente multado por excesso de velocidade. Já a prática da atenção plena nos pede transformação por um motivo diferente — por curiosidade, porque a mudança pode trazer mais liberdade e felicidade.

Um dia, eu estava no carro de um aluno meu de zen e comentei que ele dirigia de forma desatenta. Ele imediatamente disse: "Por favor, me diga o que você está observando e como eu posso mudar". Eu disse, e ele mudou. Passou a dirigir muito bem. Essa é a mente de um verdadeiro estudante, aproveita o que surge como oportunidade para mudar de um jeito que beneficie outras pessoas.

Se você quer experimentar mais paz e contentamento, deve examinar todos os aspectos da sua vida, tornando-se consciente dos tipos de hábito que acumulou em cada área, e estar disposto a descartar os que são prejudiciais. Muita gente espera que um dia alguém vai aparecer ou algo vai acontecer de repente, como um relâmpago, transformando completamente a sua vida. Você pode desperdiçar a vida inteira esperando que a felicidade venha de fora. Um contentamento calmo e básico é um direito inato; já está dentro de nós. A atenção plena é um veículo que pode nos levar direto para esse lugar.

Conclusão: A verdadeira transformação é difícil. Começa com pequenas mudanças na forma de respirar, comer, andar e dirigir.

47

Reflita profundamente sobre a comida

Exercício: Ao comer, reserve um momento para olhar a sua comida (ou bebida) e tentar enxergar a trajetória dela até você. Procure imaginar de onde veio esse alimento e quanta gente esteve envolvida em fazê-lo chegar ao seu prato. Pense nas pessoas que plantaram, capinaram e colheram o alimento, nos caminhoneiros que o transportaram, nos empacotadores e operários de fábrica, nos comerciantes e nos caixas, na pessoa ou no membro da sua família que preparou a comida. Antes de levar a primeira porção de alimento à boca ou dar o primeiro gole d'água, agradeça a essas pessoas.

LEMBRETE

Coloque papéis com os dizeres "Olhe para a sua comida" em locais onde você costuma comer, tais como a cozinha ou a mesa da sala de jantar.

DESCOBERTA

Antes das refeições, no mosteiro, entoamos um cântico que tem o seguinte verso: "Vamos refletir sobre o esforço envolvido na provisão deste alimento e imaginar como chegou até nós". Como acontece com qualquer coisa que repetimos várias vezes por dia, cantar esse cântico não garante que, em todas as refeições, pensaremos em todas as pessoas envolvidas em trazer aquela comida ao nosso prato. Podemos ficar vagamente conscientes do cozinheiro que a preparou e gratos, caso a refeição esteja saborosa. Essa é a razão da prática.

No mosteiro, temos a vantagem de cultivar muito do que comemos. Trabalhar no jardim e nas estufas abre a mente para perceber a quantidade de trabalho envolvida em botar alface e cenoura na nossa salada. Somos gratos ao vizinho quando carregamos o caminhão com estrume do celeiro dele, e depois, quando o descarregamos no mosteiro e acrescentamos uma camada à pilha de compostagem, juntamente com restos da cozinha e aparas de grama do cortador. Quem nos ajuda a fazer nossas conservas anuais passa a enxergar o purê de maçã com mais respeito, depois de colher muitos barris de maçã das árvores dos vizinhos e em seguida lavar, cortar, cozinhar, fazer o purê e envasar centenas de quilos da fruta. Apesar de estarmos muito mais próximos do trabalho envolvido em botar comida na mesa do que a maioria das pessoas, quando fazemos este exercício de investigar em profundidade descobrimos que nunca paramos para pensar no modo como diversas coisas são feitas, em particular os alimentos embalados, como farinha, açúcar, sal, queijo, aveia ou leite.

Fazemos esse exercício com frequência no mosteiro, como parte da nossa prática de comer de forma consciente. Aprendemos a olhar com o olho interior a fim de enxergar o grande número de pessoas cuja energia de vida contribuiu para materializar a comida no nosso prato: o cozinheiro, o funcionário do caixa, os repositores, os motoristas de entrega, os operários das fábricas de embalagens, os agricultores e os trabalhadores estrangeiros.

Quando nossos filhos eram pequenos, meu marido e eu ficávamos alguns minutos em silêncio antes das refeições, contemplando quem havia nos trazido a comida. Morávamos numa cidade grande, onde a maioria das crianças achava que todos os alimentos, incluindo os produtos frescos, vinham do supermercado, onde eram misteriosamente fabricados nos fundos da loja, possivelmente a partir do plástico. Mesmo muitos adultos inteligentes desconhecem de onde vem a comida. Um dia, no mosteiro, um hóspede estava preparando uma sopa e pediu uma cebola; eu fui lá fora e voltei com duas, que peguei da horta. Ele ficou estarrecido. O que eram aquelas bolas estranhas sujas de *terra*?

Certa vez, a BBC fez uma paródia de 1º de abril, o dia da mentira, para a tevê — era uma nota divertida, que falava da abundante colheita de espaguete na Suíça. (Se quiser assistir a esse vídeo, faça uma busca na internet com as palavras "spaghetti harvest Switzerland BBC".) O filme mostrava mulheres vestidas a caráter alegremente colhendo longos fios de macarrão das árvores e clientes felizes sendo servidos de "espaguete recém-colhido" em restaurantes. Muita gente entrou em contato com a BBC perguntando o endereço da loja que vendia árvore de espaguete, pois queria plantar no seu jardim!

ENSINAMENTO

Ao investigar a sua alimentação em profundidade, você se conscientiza de que é completamente dependente da energia vital de um número incontável de seres. Se parar para contemplar uma única uva-passa, na sua tigela de cereal, vai se dar conta de que no mínimo dezenas de pessoas estiveram envolvidas em fazê-la chegar até você — somando as que plantaram, podaram e tiraram as ervas daninhas da videira em que a uva-passa cresceu. Remontando à origem das uvas cultivadas na região do Mediterrâneo, a ordem será de dezenas de milhares de pessoas. Adicionando a esse número os seres não humanos — minhocas, microrganismos do solo, fungos, abelhas —, passam a ser, então, milhões de seres vivos cuja energia de vida flui em direção a você, manifestando-se na uva-passa da sua tigela de cereal e, finalmente, na vida das células do seu corpo.

Ter essa experiência é entender profundamente, na alma, o verdadeiro significado da comunhão. Toda vez que comemos ou bebemos, entramos em união com um incontável número de seres. A vida morre, entra no nosso corpo e se torna vida novamente. Isso se repete inúmeras vezes até a hora em que morremos e devolvemos toda essa energia. O nosso corpo se desintegra e surge outra vez através de diversas novas formas de vida.

De que maneira podemos retribuir a todos esses seres? Não é com dinheiro. Se pagássemos 1 real a cada pessoa que lidou com a uva-passa, as passas seriam um alimento só de reis. Será que antes de começar a comer podemos no mínimo honrá-los com a nossa consciência agradecida, com um momento consciente de apreciação do seu árduo trabalho?

O professor de zen Thich Nhat Hanh diz o seguinte:

Quem pratica a atenção plena consegue enxergar coisas numa tangerina que outros não veem. Uma pessoa consciente consegue ver a árvore de tangerina, as flores de tangerina na primavera, a luz do sol e a chuva que alimentaram a tangerina. Olhando profundamente, é possível enxergar dez mil coisas que tornaram a tangerina possível... e de que forma essas coisas todas interagem umas com as outras.

Conclusão: A energia de vida de muitos seres flui para dentro de nós quando estamos comendo. A melhor forma de retribuir? Estar plenamente presente ao comer.

48
A luz

Exercício: Expanda a consciência que você tem da luz em todas as suas formas — forte e fraca, direta e refletida.

LEMBRETE

Em lugares apropriados, incluindo interruptores de luz, ou perto deles, afixe papéis com a palavra "Luz" ou o símbolo de uma lâmpada acesa.

DESCOBERTA

Este exercício é um maravilhoso exemplo de como a atenção plena nos ajuda a enxergar o que fomos ensinados a ignorar. No mundo atual, assumimos que a luz existe por si só; no entanto, antes de a eletricidade ser disseminada para uso comum, na segunda metade do século XX, a luz era um bem precioso, sagrado inclusive. Em nosso mosteiro, que fica numa zona rural, é comum faltar luz durante as tempestades de inverno. Ao cozinharmos ou lermos à luz de velas e lampiões de querosene, compreendemos por que Buda incluiu a luz entre as dádivas básicas que deveriam ser fornecidas de forma gratuita, juntamente com água, comida, roupa, abrigo e transporte. Quando a energia volta depois de uma interrupção, durante algumas horas ficamos novamente agradecidos pela existência da eletricidade, mas paramos de pensar nisso logo.

Após passar por um apagão, um grupo de atenção plena criou uma variação deste exercício — praticar a atenção agradecida toda vez que alguém acende uma luz por meio de um interruptor. O grupo mentaliza a trajetória do fluxo de elétrons de trás para a frente — da lâmpada à origem —, passando pela fiação da casa, os postes de luz, a subestação, a usina geradora, e encerrando com a gratidão pelas plantas e pelos animais mortos há tempos, cujos corpos constituem o carvão, o petróleo e o gás natural. Que tal fazer uma pausa agora para apreciar o milagre da eletricidade e da luz?

A luz permite usarmos o período noturno, depois que o sol se põe, para autoaperfeiçoamento, entretenimento, leitura, estudo e criações, como música e arte. A luz afeta nossas emoções — o brilho da luz fluorescente e o tremular da luz de vela evocam diferentes estados de espírito. Existem pessoas que ficam deprimidas com os dias mais curtos do inverno. A luz parece ativar energia e criatividade nos seres humanos. Quando há poucas horas de luz solar no inverno do Alasca, a população hiberna. No verão, quando o sol nunca se põe, as pessoas ganham vida, ficam um pouco maníacas até, e têm necessidade de menos horas de sono. A luz é terapêutica. Tem se revelado tão eficaz quanto a medicação no tratamento da depressão sazonal simples.

Quem gosta da sensação dos raios solares na pele relata que, nessa hora, fica consciente de que toda forma de vida depende da energia luminosa que flui do sol. Entretanto, de uns tempos para cá, depois de tanta advertência sobre o perigo de câncer provocado pela exposição ao sol e por cabines de bronzeamento, observa-se certa aversão à luz solar. Esse medo de expor-se ao sol fez ressurgir um antigo problema de saúde — a deficiência de vitamina D. Recentemente, os médicos passaram a recomendar que as pessoas tomem pelo menos quinze minutos diários de sol direto, porque a luz solar ajuda a produzirmos vitamina D.

Ao fazer este exercício de atenção plena, alguns alunos se conscientizaram dos olhos como órgãos que recolhem luz e a trazem para dentro do seu ser, de modo que passaram a apreciar o dom da visão de forma renovada. Uma estudante percebeu que a beleza das cores e das joias está relacionada à luz. Ela se deu conta disso enquanto dirigia: os semáforos brilhavam como opalas multicoloridas; na estrada, o fluxo de faróis da pista oposta parecia uma fileira de diamantes e, na pista dela, as luzes de freio eram verdadeiros rubis cintilantes.

ENSINAMENTO

Ao prestar atenção na luz, passamos a encontrá-la em todo lugar, luz solar e luz artificial, forte e fraca, direta e refletida, branca e de várias cores. Ela brilha através das folhas verdes, transformando-as em jade. Ela se move lentamente pelo solo, revelando o movimento da terra. Ela preenche a abóbada celeste acima de nós, mesmo quando está escondida pelas nuvens ou pela sombra da Terra.

Ficar consciente da luz nos torna também mais conscientes das sombras e da escuridão. A luz é tão barata e universalmente disponível que nós raramente exploramos a escuridão. Há luz na escuridão, muitas vezes em lugares inesperados. Se você entra numa floresta à noite, sem lanterna, vê vários tipos de luz sutil. Isso também abre os outros sentidos — audição, tato, olfato. Você descobre que consegue "enxergar" o caminho com os pés.

Luz e escuridão podem parecer opostas, mas, na verdade, uma contém a outra e depende da outra. No mundo atual, a escuridão parece meter medo. Há tantas luzes acesas a noite toda, nas casas, nas ruas, nos escritórios, que não dá para ver a luz das estrelas. Em geral, consideramos a luz "boa" e a escuridão "ruim", mas, se não houvesse noite, não poderíamos descansar os olhos e o corpo.

Experimente conscientizar-se da "escuridão" por trás das pálpebras. Você vai perceber que ela não é total, mas cheia de padrões dinâmicos de luz e cor.

Um desdobramento muito interessante dessa prática é pôr de lado o conhecimento científico sobre a luz e imaginar que ela emana dos objetos. Há um ditado zen para contemplar: "Tudo tem luz própria". Pode fazer parte dessa contemplação procurar a luz física que cada pessoa ou objeto emana ou observar a luz específica que cada pessoa traz para o mundo.

A luz parece dar esperança. Jesus disse: "Eu sou a Luz do mundo. Quem me segue não andará nas trevas, mas terá a Luz que é vida". Costuma-se dizer que os ensinamentos de Buda "levaram luz às trevas" para que as pessoas pudessem ver a verdade por si mesmas. Buda também instruiu seus seguidores a "serem uma luz para si mesmos" — o que significa que deveriam usar a luz da mente para descobrir a verdade. Na tradição budista tibetana, diz-se que a consciência básica, a consciência em que se baseiam os pensamentos e as emoções, tem três qualidades inerentes — é ilimitada, clara e luminosa ou brilhante. Essa clareza luminosa fundamental significa que a mente treinada pode, como um raio *laser*, atravessar a confusão e revelar a essência de qualquer coisa que esteja sob o seu foco.

Conclusão: Toda pessoa tem luz própria. Qual é a sua? Você é capaz de gerá-la para ajudar a dar vida ao mundo?

49

O estômago

Exercício: Conscientize-se das sensações provenientes da região que denominamos "estômago". Cheque essa área do corpo antes e após as refeições. O que o seu estômago pode informar sobre fome e saciedade?

LEMBRETE

Coloque a palavra "Estômago" ou figuras simplificadas de um estômago em vários lugares, inclusive onde você come.

DESCOBERTA

No mosteiro, nos retiros para comer de forma consciente, solicito aos participantes que se conscientizem dos sinais vindos do estômago.

Exploramos a seguinte questão: "Como eu sei que estou com fome?" Também pedimos que prestem atenção em seu estômago antes, na metade e no final de uma refeição, para que percebam quão cheio ou vazio está. Muitas pessoas se espantam ao constatar que perderam o contato com o próprio estômago. Reparam nas sensações do abdome só quando são extremas, quando o estômago ronca, reclamando que está vazio, ou quando fica "estufado" e sinaliza o desconforto de estar tão esticado. Quando uma pessoa se compromete a fazer esse exercício e passa a verificar a condição do seu estômago antes das refeições, muitas vezes descobre que se senta à mesa para almoçar ou jantar mesmo de estômago cheio. Come apenas porque o relógio diz que é meio-dia ou são sete da noite.

Pesquisadores da Universidade Columbia, em Nova York, apontam que os indivíduos com sobrepeso têm tendência muito maior a ignorar os sinais do estômago e influenciar-se por fatores externos, como a apresentação atraente da comida e até o horário que pensam ser. Se um relógio é manipulado para mostrar meio-dia quando, na realidade, são dez da manhã, essas pessoas tendem a sentar e almoçar. Indivíduos de peso normal em geral não fazem isso porque estão sintonizados com seus sinais interiores, que indicam fome ou saciedade.

Quem come além da conta, crônica ou compulsivamente, passa por cima do sinal de satisfação emitido pelo estômago. Fazer isso por muito tempo aparentemente faz diminuir a intensidade do sinal de saciedade, tornando necessário reaprender a "ouvir" o estômago. A população de Okinawa, no Japão, está entre as mais longevas do mundo. Lá há um ditado que diz: *"Hara no hachi bu"*, que significa "Comer até estar quatro quintos saciado". As primeiras quatro partes sustentam a boa saúde, mas comer a quinta parte sustenta o médico. Quem aprende a checar o estômago várias vezes durante uma refeição quase sempre descobre que fica satisfeito com menos comida do que normalmente está habituado a ingerir.

Comer de forma consciente ensina a prestar atenção na sabedoria específica do próprio corpo. Algumas pessoas notam que de manhã cedo o estômago está relaxado, e os sinais de fome só aparecem por volta das dez ou onze horas. Só que elas tomam café às sete da manhã há décadas, porque, quando crianças, ensinaram-lhes que é preciso fazer uma refeição nutritiva para ir bem na escola. Constatam, com espanto, que, se adiam a primeira refeição do dia até os sinais de fome surgirem, seu nível de energia continua bom, e a mente fica mais clara. Às vezes descobrem também que o corpo pede vegetais ou sopa para esse "café da manhã" tardio, e não o cereal açucarado costumeiro ou as panquecas com mel. Outros descobrem que são parecidos com um beija-flor. Precisam do café da manhã logo cedo, e depois se sentem melhor comendo pequenas quantidades várias vezes ao dia. Cada pessoa é única.

ENSINAMENTO

Um dos exercícios de comer de forma consciente envolve levar à boca uma porção bem pequena de alimento — por exemplo, uma única uva-passa ou só um morango — e mastigar muito lentamente, com total atenção. Muita gente fica admirada quando em seguida verifica o estômago e constata que está completamente saciada: "Fiquei satisfeito comendo uma única uva-passa, como é possível? Nunca na vida eu tinha posto na boca só uma uva-passa! Como pude não saber disso até hoje?"

Um dos aspectos da saciedade é físico. Mas há um aspecto muito mais importante — a experiência de satisfação, que não depende do volume de alimento que colocamos no estômago. Depende de até que ponto estamos cientes daquilo que comemos. Quando temos consciência das cores, do aroma, dos sabores, das temperaturas e texturas do que comemos, nossa satisfação com qualquer tipo ou quantidade de comida aumenta incrivelmente.

Encontrei uma mulher dois anos após ela ter participado de um *workshop* sobre comer com consciência e fiquei admirada de vê-la dezoito quilos mais magra. Perguntei como tinha emagrecido, e ela disse: "Procurei entender por que eu comia. Era porque eu queria uma sensação de paz no corpo. A partir daí, comecei a comer conscientemente, passando a checar meu corpo várias vezes durante cada refeição. Assim que eu ficava em paz, parava de comer". Comer conscientemente abre a consciência para a experiência total, para a plena satisfação provocada pelo ato de ingerir alimento. Aplicar a atenção plena a todas as atividades abre a consciência para a satisfação de viver a vida humana.

Há quem confunda ansiedade com fome, porque as duas experiências geram várias sensações iguais — roncos na barriga, dificuldade de pensar, tremores ou atordoamento. Se a pessoa come quando está ansiosa, a inquietação pode aumentar, porque não é saudável comer se o corpo não está pedindo comida. Quando aplicamos a atenção plena, conseguimos separar o que o estômago diz ("Ainda estou cheio e ocupado processando o almoço") do que a mente diz ("Estou ansioso porque preciso terminar este relatório até às cinco da tarde") e do que o coração diz ("Estou me sentindo só porque meu namorado vai ficar três dias fora da cidade"). Só quando sabemos que parte de nós está com fome é que podemos nos alimentar de forma saudável. Pode ser que o alimento de que precisamos seja um sanduíche, mas, quase com a mesma frequência, pode ser um telefonema para a pessoa amada.

Conclusão: Ouça a sabedoria do seu estômago. Ele pode orientá-lo a ficar mais saudável e mais satisfeito.

50

Fique consciente do seu centro

Exercício: Conscientize-se do seu centro de gravidade. Ele está localizado no baixo-ventre, mais especificamente no centro da parte inferior do abdome, cerca de cinco centímetros abaixo do umbigo, na metade do caminho entre a parede frontal do abdome e a parte de trás da coluna vertebral. Nas artes marciais, o centro de gravidade é denominado *hara* (em japonês) ou *tan tien* (em chinês).

Sempre que a mente divagar, traga a atenção de volta para o seu centro de gravidade. Procure iniciar todas as ações físicas a partir desse ponto do corpo — ao se estender para alcançar um objeto, andar, curvar o corpo e assim por diante. Você pode inclusive cortar legumes dessa forma. Faça cada movimento de corte se originar no *hara*, fluindo do braço para a mão, da mão para a faca e, finalmente, atravessando o legume.

LEMBRETE

Em lugares apropriados, afixe os dizeres "Centro de gravidade", ou imagens de um corpo com um ponto vermelho na parte inferior do abdome, representando o *hara*. Você pode usar sob a roupa algo que gere uma sensação não habitual no baixo-ventre, para se lembrar do exercício — por exemplo, uma faixa macia ou um *band-aid*.

DESCOBERTA

Normalmente, todos nós iniciamos qualquer ação a partir da cabeça. A mente comanda os braços e as mãos para alcançar e pegar algo que queremos usar ou comer. O corpo fica um tanto passivo, esperando o manipulador de marionetes puxar os fios e içar-nos à ação. Na prática zen e nas artes marciais, os alunos são instruídos a se deslocar de forma mais dinâmica e integrada, conscientizando-se do centro de gravidade, ou *hara*, deixando cada ação fluir a partir desse ponto imaginário. Quando se levantam da cadeira, é como se o *hara* se movesse resoluto para a frente e o resto do corpo simplesmente o seguisse. Ao caminhar, é como se o *hara* se movesse firme para a frente e as pernas meramente se movimentassem abaixo dele. De pé, também podemos focar o *hara*, deixando os joelhos levemente flexionados e o peso distribuído igualmente entre as pernas.

Quem pratica esportes costuma fazer uso do centro de gravidade. Tanto o jogador de tênis que aguarda um golpe de fundo quanto o jogador de futebol americano que corre com a bola se agacham para manter o seu centro baixo. A velocidade, a flexibilidade e a agilidade brotam desse centro. O jogador de golfe gira o corpo em torno desse centro quando faz um *swing*. Remar numa canoa ou num caiaque exige muito menos esforço quando o impulso e a puxada do remo vêm do *hara*.

Ao fazer esse exercício de atenção plena, as pessoas notam que passam a ter mais estabilidade, mais equilíbrio e mais força física.

Também descobrem que descansar no *hara* é salutar para a mente, que fica mais calma, mais centrada — e o campo da consciência se amplia. Mesmo no meio de uma discussão acalorada numa reunião, se você levar a sua consciência para o seu centro, vai perceber melhor o que está acontecendo na sala toda, as pessoas que estão ali, o tique-taque de um relógio, uma tosse nervosa.

Quem pratica a atenção plena do *hara* constantemente sente um efeito estabilizador nas emoções. Quando surge uma emoção difícil, como a raiva, se a pessoa leva a consciência para o centro de gravidade, a emoção para de crescer e logo começa a se dissipar. Quem descansa no *hara* fica como aquele boneco joão-bobo, que tem peso na base. Quando empurrado ou derrubado, balança de volta e se apruma.

ENSINAMENTO

Experimente pedir a qualquer pessoa que indique a parte do corpo que representa o que ela "é" — em nossa cultura, a maioria vai apontar a cabeça. Nos países asiáticos, as pessoas tendem a apontar o peito (coração) ou a barriga. Meu primeiro professor de zen costumava passar pelas pessoas dizendo: "Você está na cabeça". Ele percebia quando a pessoa estava perdida no redemoinho de pensamentos e dizia isso para lembrá-la de levar a consciência para o *hara*. Meu segundo professor de zen pede aos alunos que imaginem uma segunda "cabeça" na barriga e que ouçam, falem e se movimentem a partir desse centro inferior. Você vai descobrir que a prática de atenção plena da escuta atenciosa (exercício 38) se amplia quando se ouve a partir do centro de gravidade.

O centro de gravidade é muito importante para os japoneses. Eles têm muitas expressões relacionadas a ele, como *hara no hito*, que se refere a uma pessoa de *hara*, uma pessoa que tem coragem, integridade, determinação, força de vontade e bom caráter. Por outro lado, *hara ga nai* descreve uma pessoa que não tem coragem nem determinação. *Hara oki ga*, uma pessoa com um *hara* grande, alguém que é generoso, compassivo e tolerante. *Hara o suete* significa aquietar o *hara* para ficar calmo e estável.

Embora o *hara* não seja um órgão do corpo, é um centro energético que pode ser fortalecido com uma atenção consciente persistente, até que, com o tempo, se torna uma qualidade fisicamente palpável e de presença forte. Eu conheci mestres zen que desenvolveram a força do *hara* a tal ponto que a sensação era que havia na sala uma enorme pedra fazendo meditação sentada junto com você.

À medida que você fizer os exercícios de atenção plena deste livro, vai notar que muitos são baseados em mover a consciência para fora da cabeça e dos pensamentos e orientá-la para dentro do corpo. Não é possível pensar no momento presente porque o momento presente é um instante de pura sensação física. Por exemplo, digamos que os seus olhos deparam com um céu pincelado de cores vivas. Se você pensa nisso, numa fração de segundo deixa de ter a experiência da pura sensação. Quando você pensa: "Ah, que lindo pôr do sol! Me lembra aquele que vi no Arizona ano passado", já não está apenas experimentando a cor e a luz. A mente se afastou da experiência para nomear o que você está vendo — "um pôr do sol" — e começar a gerar pensamentos, lembranças e comparações *sobre* o pôr do sol.

Nem de longe os pensamentos são tão agradáveis quanto a experiência original de deparar com um céu vermelho e roxo. Na verdade, os pensamentos sobre o pôr do sol podem ser bem irritantes, porque nos afastam do prazer natural de simplesmente apreciar as cores vivas. Esse hiato essencial, a sensação de que estamos envoltos numa espécie de gaze, de que não estamos realmente experimentando nada diretamente, está na origem de grande parte do descontentamento com a vida. É também a razão pela qual se tenta amplificar a intensidade de tudo, da quantidade de sal nas batatas fritas ao choque de cafeína de diversas bebidas e ao volume do som do carro.

Acrescentar mais intensidade à vida não ajuda a transpor o abismo entre o eu e todas as outras coisas. São os nossos pensamentos incessantes que criam esse abismo. Quando deslocamos o "centro de operações" da mente para o *hara*, algo acontece. Os pensamentos estranhos se aquietam, a consciência se abre e a desconfortável sensação do abismo se dissipa. Experimente!

Conclusão: Sempre que se sentir fora de equilíbrio, leve a consciência para o seu centro. Isso vai estabilizar o corpo, a mente e o coração.

51
Bondade amorosa para com o corpo

Exercício: Durante uma semana, pratique a bondade amorosa para com o seu corpo. Faça esse exercício por pelo menos cinco ou dez minutos ao dia. Pode ser durante a sua hora de meditação. Sente-se numa cadeira confortável e respire normalmente. A cada inspiração, fique ciente do oxigênio fresco e da energia vital que entra no seu corpo. A cada expiração, envie essa energia para o corpo todo, dizendo mentalmente estas palavras: "Que você fique confortável. Que você fique bem. Que você fique saudável".

Você pode eventualmente simplificar esse processo, dizendo apenas "bem" na expiração. A qualquer momento do dia, se o corpo atrair a sua atenção (ao se olhar no espelho ou se sentir algum desconforto), envie bondade amorosa para ele, mesmo que só por alguns instantes.

LEMBRETE

Coloque papeizinhos com os dizeres: "Bondade amorosa para com o corpo" em locais estratégicos, como espelhos, a mesa de cabeceira, o teto acima da cama. Se preferir uma imagem, pode ser a silhueta de um corpo com um grande coração no centro.

DESCOBERTA

Muita gente resiste em fazer essa prática. Vive se "esquecendo" de fazê-la. Acaba percebendo que sob essa resistência reside uma aversão ao próprio corpo. O tempo todo somos alimentados com imagens de corpos perfeitos e pessoas que puderam formatar o corpo graças a juventude, dinheiro, cirurgias plásticas ou esteroides — estrelas de cinema, esposas que deram o golpe do baú, fisiculturistas, atletas profissionais. Como o nosso corpo comum não se compara a esses, um ressentimento sutil pode se acumular na mente. Estou barriguda, meus seios são do tamanho errado, minhas pernas são curtas demais, meus cabelos ou meus olhos são da cor errada.

Essa angústia costumava abater principalmente as mulheres, mas a publicidade acabou infectando também os homens com esse descontentamento generalizado. Um jovem revelou que sempre detestou ter pelos no peito. Foi uma surpresa, já que muitos homens lamentam justamente a falta desses pelos "viris". Ele contou que sofria gozações quando estava no ensino médio, porque os pelos do seu peito surgiram muito cedo. Embora ciente de que os outros meninos estavam, na verdade, com inveja, ele ficou preso nessa vergonha dolorosa e duradoura.

Outros descobrem que preferem ficar "dentro da cabeça", criando pensamentos que podem controlar, do que praticar a atenção plena do corpo com todas as suas sensações misteriosas, assustadoras até. O que significa essa dor aguda e súbita na minha cabeça? Será que é um tumor cerebral? Muitas coisas acontecem com o corpo que não podemos controlar, inclusive adoecer, envelhecer e morrer. Podemos chegar a nos sentir ameaçados ou até perseguidos pelo corpo. Por que ele não se comporta como uma máquina em perpétuo movimento, perfeita, que não precisa de manutenção?

ENSINAMENTO

Nada pode prosperar sob o bombardeio de energias negativas — nem as crianças, nem os animais, nem os vasos de plantas, nem o nosso corpo. Se a aparência do corpo não atende aos padrões do nosso perfeccionista interior ou do crítico interior, podemos, sem perceber, ficar frustrados ou irritados. Isso também pode acontecer quando alguma parte do corpo sofre com uma lesão ou doença. Passamos a ter medo do corpo ou a ficar ressentidos com ele. Essa situação não é saudável e pode até gerar outras doenças.

A bondade amorosa é uma força palpável, uma força de cura. É comum as pessoas relatarem que se sentem melhor fisicamente quando dirigem a bondade amorosa para o próprio corpo. A tensão mental cria tensão física, que diminui o fluxo sanguíneo e contrai os músculos. À medida que fico mais velha, meu corpo reclama de ter que levantar cedo. Quando pratico a bondade amorosa para com o corpo no início da meditação matinal, é como se eu tomasse duas aspirinas. Quando faço a bondade amorosa para com o corpo antes de dormir, relaxo mais profundamente. E, se faço este exercício quando o meu corpo está cansado ou doente, é como se fosse um bálsamo curativo. A bondade amorosa deixa todas as nossas partes relaxadas e confortáveis — corpo, mente e coração.

É frequente a resistência das pessoas em praticar a bondade amorosa consigo mesmas. Muitas se sentem egoístas, acham que deveriam dirigi-la para quem está em condição pior. Enviar bondade amorosa a si próprio não é egoísmo. É um pré-requisito para estendê-la aos outros. Se o seu próprio reservatório de bondade amorosa estiver cheio, vai transbordar naturalmente e fluir para os outros.

Conclusão: Faça a prática da bondade amorosa para com o seu corpo pelo menos uma vez por dia, todos os dias. É o melhor tipo de medicina alternativa.

52

Sorria

Exercício: Durante uma semana, por favor, permita-se sorrir. Observe a expressão do seu rosto. Observe de dentro para fora — cantos dos lábios virados para cima ou para baixo? Dentes cerrados? Cenho franzido e linhas de expressão entre as sobrancelhas? Quando passar por um espelho ou vidro, dê uma checada na sua expressão. Se estiver neutra ou negativa, sorria. Não precisa ser um sorriso largo, pode ser sutil, como o sorriso da Mona Lisa.

LEMBRETE

Coloque a palavra "Sorria" ou a figura de uma boca sorridente em vários lugares, incluindo espelhos, talvez também no computador, no painel do carro, na parte interna da porta de casa, no telefone. Você pode experimentar sorrir quando falar ao telefone, ao parar nos semáforos ou sempre que a tela do computador mostrar o ícone de aguardar. Ao meditar, procure manter um leve "sorriso interior", como o sorriso do rosto de Buda.

DESCOBERTA

Algumas pessoas resistem em fazer este exercício. Acham que fica falso ou forçado sorrir o tempo todo. Porém, se pararem diante de um espelho várias vezes por dia, podem ficar espantadas de constatar que a expressão habitual do seu rosto, que assumiam ser agradável, é, na verdade, bastante negativa — uma ligeira carranca, cantos da boca virados para baixo, denotando desaprovação. Quando deparam com isso, muitas vezes se dedicam a deixar o semblante com um ar mais positivo.

No mosteiro, certa vez experimentamos uma versão mais radical da prática do sorriso, chamada "ioga do riso". Independentemente de como estivéssemos nos sentindo, às nove da manhã nos reuníamos em círculo, fazíamos o sino soar e ríamos durante dois minutos inteiros. O riso que inicialmente parecia "falso" ficava genuíno à medida que observávamos os outros rindo. Houve quem descobrisse que, uma vez superada a resistência em sorrir ou rir sem vontade, a prática se tornava agradável e induzia a um estado de espírito positivo. Um dia, um professor passou a um aluno meio rabugento a tarefa de "sorrir como um idiota" durante um fim de semana inteiro de retiro. O homem, um veterano de vários retiros longos, disse que aquele tinha sido o mais relaxante e agradável de todos.

Há uma série de pesquisas interessantes sobre o sorriso. Em todas as culturas humanas, ele expressa felicidade. É algo inato, não se aprende. Os bebês começam a sorrir em torno dos 4 meses, mesmo que tenham nascido cegos. Sorriem de certo jeito quando veem a mãe ("sorriso genuíno") e de outro quando veem uma pessoa desconhecida ("sorriso social", que envolve a boca, mas não os olhos). O sorriso é um sinal social poderoso. As pessoas a quem se pede para olhar imagens de diferentes grupos étnicos ficam mais atraídas pelos grupos que aparecem sorrindo. O sorriso ajuda a acalmar a raiva nos outros; é possível distinguir um sorriso de uma expressão facial negativa a cem metros — a distância percorrida quando se atira uma lança.

Várias pesquisas mostram que sorrir tem muitos efeitos fisiológicos benéficos. Reduz a pressão arterial, melhora o sistema imunológico e libera analgésicos naturais (endorfinas) e um antidepressivo natural (serotonina). Quem sorri de maneira sincera vive em média sete anos mais do que quem não tem o hábito de sorrir. Quando uma pessoa sorri, é mais provável que a julguem mais atraente, mais bem-sucedida, mais jovem e mais amável.

ENSINAMENTO

O sorriso é algo contagiante. Quem conclui um retiro frequentemente fica intrigado com os sorrisos gratuitos que recebe, até de desconhecidos, na rua, no supermercado. Dessa forma, percebe que seu estado interior relaxado se traduziu externamente em sorriso e que os outros estão simplesmente respondendo a esse sorriso. O benefício é devolvido: quando as pessoas sorriem de volta, nosso humor melhora.

Sorrir afeta não só o humor dos outros, mas também as nossas próprias emoções. Há uma resposta dos músculos faciais para o cérebro. Diz o professor de zen Thich Nhat Hanh: "Às vezes, a sua alegria é a fonte do seu sorriso, mas às vezes o seu sorriso pode ser a fonte da sua alegria".

Quando você sorri, e mesmo quando simplesmente estica os lábios como se estivesse sorrindo, as emoções dão uma virada positiva. De fato, quando se aplica toxina botulínica para eliminar rugas do rosto, a capacidade de mover os músculos faciais envolvidos em sorrir diminui, e, com isso, diminui a força das emoções — positivas e negativas. Pesquisas sobre o ato de sorrir mostram claramente que controlar o rosto pode ajudar a controlar a mente e as emoções que ela produz. Dale Jorgensen, especialista no poder do sorriso, diz:

> Refleti muito sobre isso. O que descobri reforça um dos meus princípios norteadores — o de que realmente comandamos o nosso destino. Temos influência no que acontece conosco em virtude das nossas ações. O ato de sorrir mostra que um simples ato pode ter efeitos profundos nos tipos de experiência que temos com as outras pessoas e na maneira como elas nos tratam.

Buda é sempre representado com um sorriso gentil no rosto. É um sorriso inspirador, um sorriso que nasce da alegria da consciência atenta, de uma pessoa que está satisfeita em todas as circunstâncias, até na sua morte.

Conclusão: Se sorrir tem efeitos tão claramente positivos sobre nós e sobre as pessoas ao nosso redor, talvez seja o caso de levar a sério a prática vitalícia do sorriso.

53

Deixe melhor do que encontrou

Exercício: Este exercício leva adiante a prática "Não deixe vestígios" (exercício 2). Tente encontrar maneiras, mesmo que seja um pequeno gesto, de deixar os lugares e as coisas mais limpos e mais arrumados do que você os encontrou.

LEMBRETE

Coloque a frase "Melhor do que estava" em lugares apropriados, como cozinha, banheiro, quarto e na porta de saída desses ambientes.

DESCOBERTA

Quem faz este exercício inicialmente pode ficar atrapalhado ao constatar quanta coisa *poderia* ser feita. Será que devo recolher todo o lixo da calçada em frente ao meu prédio? Ou devo recolher o lixo da rua toda, ou do parque todo? Qual é o limite?

A melhor abordagem para este exercício é agir localmente todos os dias, fazendo diversas pequenas coisas que qualquer pessoa poderia fazer, como pegar as folhas de jornal que se espalharam na calçada do ponto de ônibus, limpar a marca da xícara de café no balcão da cozinha, endireitar as almofadas do sofá quando passar pela sala, enxugar a pia do banheiro público com uma toalha de papel. Alguns jovens disseram que hesitaram em fazer este exercício porque "outros poderiam passar a esperar isso de mim". Referiam-se às expectativas dos outros, como os pais, mas também a si próprios, uma vez que começariam a se sentir culpados de deixar bagunça em qualquer lugar.

Esta tarefa parece prestar-se ao que chamo de "envenenamento da mente". Certas pessoas ficaram desmotivadas ao pensar nas implicações filosóficas do exercício, ao refletir sobre o significado de "deixar melhor do que encontrou" no contexto de séculos de tentativas fracassadas de melhorar o mundo. Também ponderaram se deviam lavar um prato que outra pessoa deixou sujo na pia, ou se isso "incentivaria" a pessoa a continuar com a sua própria falta de consciência e consideração. No entanto, outro estudante observou: "Descobri que quando não estava a fim de fazer alguma limpeza era porque estava centrado em mim mesmo: 'Por que eu? Não quero fazer isso!' Mas, quando eu pensava no que deixaria outras pessoas felizes, o ressentimento desaparecia e eu passava a gostar de simplesmente fazer o exercício". Outra aluna, ao deparar com um monte de pares de sapato de outra pessoa espalhados, disse que foi um alívio deixar seu julgamento interior de lado e simplesmente engajar o corpo em arrumar a bagunça.

Quem gostou de fazer o exercício sentiu que ele tinha ligação com outros, tais como "Diga 'sim'" (para melhorar o estado das coisas) e "Boa ação em segredo" (melhorar as coisas sem que ninguém perceba). Uma estudante ampliou o âmbito da tarefa de coisas materiais para pessoas, perguntando-se: "O que eu poderia fazer para melhorar o relacionamento X?" Outro experimentou uma versão que batizou de "Deixar a energia melhor". Notava se estava com um estado de espírito negativo, rabugento ou crítico, investigava maneiras de mudá-lo para positivo. No caso dele, o que mais funcionava era cantar.

ENSINAMENTO

Há infinitas maneiras de agir para tornar o mundo melhor. Este exercício começa com a melhora do nosso ambiente físico imediato, mas tem implicações maiores. Poucos indivíduos chegam a inventar algo com capacidade de melhorar a vida de milhões. (E, como todos sabemos, tais invenções, do antibiótico à democracia, passando pelos jardins zoológicos, têm também um lado negativo.) No entanto, se cada pessoa tivesse como objetivo usar o impacto da sua presença para melhorar a sua pequena esfera de influência, o mundo inteiro se beneficiaria tremendamente disso.

Na prática zen, nos concentramos em aprimorar a condição do coração e da mente. Muita gente notou que, quando deparava com a bagunça de outras pessoas, indignava-se de ter que fazer o exercício. Constatou que sua primeira tarefa era abandonar a indignação para depois poder mergulhar no afazer de limpeza sem sofrimento emocional extra. Ou, como alguém disse: "Eu ampliei essa tarefa para primeiro observar e depois arrumar a bagunça da mente. Se eu conseguir abandonar os julgamentos, as críticas e outros pensamentos desnecessários e inúteis, será melhor para todos com quem eu interagir — em última análise, para o mundo todo".

A maioria das pessoas tem um desejo sincero de passar pelo mundo e fazer alguma coisa para deixá-lo melhor do que estava. Usam produtos de limpeza ecologicamente corretos, levam sacolas reutilizáveis para o supermercado e evitam o desperdício de recursos como energia, alimentos e água. Essas práticas ecológicas visam tornar o mundo material um lugar mais limpo e saudável hoje e para as futuras gerações. As práticas espirituais trabalham o coração e a mente para transformar estados mentais e emocionais difíceis, como raiva, inveja e ganância, em estados salutares, como determinação, alegria com a felicidade dos outros e generosidade. O efeito dessas mudanças não deve ser subestimado. Sua irradiação afeta todas as pessoas que encontramos, todas as que elas encontram, e continuam a se espalhar, tornando-se um maravilhoso legado que podemos deixar para as novas gerações.

Conclusão: Não é tão difícil passar pela Terra deixando o mundo melhor. Basta praticar a bondade amorosa.

Começando a praticar a meditação sentada

Uma vez, uma pessoa me perguntou: "É necessário aprender a meditar? Não basta praticar os exercícios de atenção plena?" Depende. Basta para quê? Praticar a atenção plena é o bastante para ficar mais feliz? Sim. É suficiente para dissipar o tédio comum, a ansiedade difusa, a depressão sutil e a inquietação que muitas vezes nos afligem. Estudos médicos mostram que a prática da atenção plena pode aliviar a dor e muitas doenças do corpo e da mente, da asma à psoríase, de distúrbios alimentares à depressão. É realmente maravilhoso descobrir que o simples fato de estar presente e habitar a vida de maneira mais plena pode nos tornar mais felizes e saudáveis.

As práticas de atenção plena são uma espécie de meditação em ação, ou oração em ação. A atenção plena tem também outro aspecto que envolve ficar sentado quieto. Frequentemente denominamos essa prática de "meditação sentada". Quando o corpo está parado, a mente também fica mais tranquila. Quando a mente se aquieta, conseguimos obter algum espaço em torno do emaranhado de pensamentos. Temos oportunidade de olhar profundamente para as questões importantes da nossa vida.

Quando a mente individual, com todas as suas memórias e preocupações, está quieta, temos acesso a um fluxo profundo de sabedoria que pode emergir na forma de *insights* tão poderosos que mudam o curso da nossa vida. Isso que emerge é chamado de vários nomes: abertura, despertar para a Verdade, a voz do divino.

Independentemente do nome, quando somos capazes de experimentar isso dentro de nós, nossa vida é transformada. Já não temos medo de viver neste mundo imprevisível e complexo. Entendemos que, como ocorre com todos os outros seres, nosso encaixe no mundo se dá exatamente no lugar em que estamos e exatamente do jeito que somos.

A seguir, apresento as instruções básicas da meditação sentada. Se você quiser ir além, recomendo que procure um professor para orientá-lo.

INSTRUÇÕES BÁSICAS DE MEDITAÇÃO

Sente-se numa cadeira ou numa almofada no chão. Ajeite-se de forma a ficar relaxado mas ereto, deixando bastante espaço para a respiração no peito e no abdome. (Se você não consegue ficar sentado, pode meditar deitado.)

Concentre a atenção na respiração. Identifique no seu corpo que lugares estão mais conscientes das sensações da respiração. Não tente alterá-la; o corpo sabe muito bem como respirar, basta focar a atenção na respiração.

Ao longo de cada inspiração e expiração, repouse a atenção na mudança constante das sensações de respirar. Toda vez que a sua mente se afastar da consciência da respiração (é provável que isso aconteça muitas vezes), traga-a gentilmente de volta.

Essa é a experiência de estar relaxado mas plenamente presente, como se você tivesse acordado num dia de férias, sem nada de especial para fazer, a não ser desfrutar o prazer puro e simples de apenas sentar e respirar.

Continue fazendo isso por vinte ou trinta minutos, que é uma duração boa para uma sessão de meditação. Fazer por mais tempo também é bom. É melhor meditar todos os dias, do mesmo jeito que você toma banho todos os dias — como se fosse um cuidado de higiene e saúde. Num dia muito atribulado, talvez seja necessário encurtar a duração. Cinco ou dez minutos por dia é melhor do que duas horas uma vez por mês. Tenho a impressão de que, num dia atarefado, cada minuto de meditação se reverte no dobro ou mais de clareza, serenidade e eficiência.

OUTRAS MANEIRAS DE PRATICAR

Alguns exercícios deste livro podem ser estendidos para períodos de meditação, contemplação ou oração. Seja criativo. A seguir, alguns exemplos:

Exercício 4: Aprecie suas mãos

Ao meditar, abra a consciência para as sensações das mãos, especialmente onde elas se tocam. Os cristãos podem achar interessante meditar sobre "Estas são as mãos de Deus".

Exercício 16: Só três respirações

Durante a meditação, mantenha a mente completamente aberta e receptiva, sem pensamentos, por três respirações. Em seguida, relaxe e deixe a mente vagar à vontade. Depois de alguns minutos, desprenda-se novamente dos pensamentos e fique plenamente atento ao tema da oração ou meditação por apenas três respirações. Repita.

Exercício 23: Espaço vazio

O foco da sua meditação deve ser "o espaço". Por exemplo, fique consciente do espaço no seu corpo (pulmões), do espaço do ambiente onde você está e do espaço da sua mente entre um pensamento e outro.

Exercício 38: Escute como uma esponja

Durante a meditação ou contemplação, ouça com muita atenção todos os sons que entram pelos seus ouvidos, tanto os óbvios como os sutis. Ouça como se estivesse prestes a escutar uma mensagem importante.

Exercício 48: A luz

Medite contemplando a chama de uma pequena vela posicionada a um ou dois metros de distância, ou medite na escuridão completa.

Sugestões de leitura

Veja a seguir uma seleção dos livros sobre atenção plena mais didáticos e populares:

Bhante Henepola Gunaratana, *A meditação ao alcance de todos* (São Paulo: Ibrasa, 1995).
Jon Kabat-Zinn, *A mente alerta* (Rio de Janeiro: Objetiva, 2001).
Rick Hanson com Richard Mendius, *O cérebro de Buda* (São Paulo: Alaúde, 2012)
Thich Nhat Hanh, *Caminhos para a paz interior* (Petrópolis, RJ: Vozes, 2006).

E, caso você tenha interesse em ler o livro que escrevi anteriormente:

Jan Chozen Bays, *Mindful Eating: a Guide to Rediscovering a Healthy and Joyful Relationship with Food* (Boston: Shambhala, 2009).

Agradecimentos

Sou grata aos meus professores, os mestres zen Maezumi Roshie e Shodo Harada Roshi. Aprendi muito sobre atenção plena ao observá-los fazendo tarefas comuns, como abrir um envelope ou preparar um chá. Sou grata a todas as pessoas que praticaram esses exercícios de atenção plena de forma tão sincera nos últimos vinte anos e que me relataram suas descobertas e seus *insights*. Agradeço também a Eden Steinberg, cujo infalível olho editorial ajudou a criar um livro melhor do que eu poderia escrever sozinha.

Sobre a autora

Jan Chozen Bays é pediatra, professora de meditação e também autora do livro *Mindful Eating*. É também a abadessa do mosteiro Great Vow Zen, no Estado do Oregon, nos Estados Unidos, onde os exercícios de atenção plena deste livro foram desenvolvidos e aprimorados. É também esposa, mãe e avó. Gosta de jardinagem, de trabalhar com argila e de tocar marimba. Para mais informações, acesse www.greatvow.org/teachers.htm.

Compartilhe a sua opinião /EditoraAlaude
sobre este livro usando a hashtag /EditoraAlaude
#MindfulnessParaODiaADia
nas nossas redes sociais: /AlaudeEditora